UM DIA DE CADA VEZ

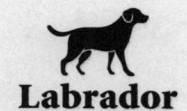

CHRIS BUENO

UM DIA DE CADA VEZ

EM BUSCA DE UMA NOVA MISSÃO

© Chris Bueno, 2023
Todos os direitos desta edição reservados à Editora Labrador.

Coordenação editorial PAMELA OLIVEIRA
Assistência editorial LETICIA OLIVEIRA, JAQUELINE CORRÊA
Projeto gráfico e capa AMANDA CHAGAS
Diagramação AMANDA CHAGAS, ESTÚDIO DS
Preparação de texto LIGIA ALVES
Revisão IRACY BORGES
Fotos de capa e miolo ARQUIVO PESSOAL DA AUTORA

Dados Internacionais de Catalogação na Publicação (CIP)
Jéssica de Oliveira Molinari - CRB-8/9852

BUENO, CHRIS
Um dia de cada vez: em busca de uma nova missão / Chris Bueno.
São Paulo : Labrador, 2023.
192 p.

ISBN 978-65-5625-452-4

1. Esclerose múltipla - Pacientes - Narrativas pessoais
2. Bueno, Chris - Biografia I. Título

23-5358   CDD 926.16834

Índice para catálogo sistemático:
1. Esclerose múltipla – Pacientes – Narrativas pessoais

Labrador
Diretor geral DANIEL PINSKY
Rua Dr. José Elias, 520, sala 1
Alto da Lapa | 05083-030 | São Paulo | SP
contato@editoralabrador.com.br | (11) 3641-7446
editoralabrador.com.br

A reprodução de qualquer parte desta obra é ilegal e configura uma apropriação indevida dos direitos intelectuais e patrimoniais da autora. A editora não é responsável pelo conteúdo deste livro. A autora conhece os fatos narrados, pelos quais é responsável, assim como se responsabiliza pelos juízos emitidos.

Dedico este livro ao meu avô Marcel, minha eterna inspiração! Guardo nossas conversas no fundo do coração. Seus conselhos e exemplos moldaram a minha história, e sua força, perseverança e generosidade me marcaram para sempre. Quanta saudade! Agradeço a Deus todos os dias pela oportunidade de ter convivido com você. Um dia vamos nos reencontrar, e dessa vez serei eu que terei muitas histórias para te contar!

SUMÁRIO

Prefácio — 10

Prólogo — 12

Capítulo 1
NASCE UMA HISTÓRIA — 16

Um minuto de cada vez... — 18

Portas abertas — 21

Novo futuro pela frente — 23

Amizade familiar — 27

Bilhetes de amor — 29

Capítulo 2
UMA INFÂNCIA FEITA DE MIL GENTES — 32

Laços da infância — 34

O sítio — 36

Brincadeira é coisa séria — 37

Lembranças que ficam — 38

Quarta-feira feliz — 40

As viagens da Chris — 43

Capítulo 3
MINHA HISTÓRIA DE AMOR — 46

Operação Cupido — 48

Sempre juntos — 51

Magistério — 52

Crescer e viver — 53

Um lugar, várias fases — 57

Tempo de construir — 58

Sim para a vida — 60

Lua de mel — 61

Capítulo 4
OS PRIMEIROS PASSOS DA MINHA FAMÍLIA — 64

Ano novo, vida nova — 66

Pais de primeira viagem — 68

O dom de reconstruir — 70

Pequeno campeão — 71

A fé e a cura — 74

Irmãos camaradas — 76

Capítulo 5
UMA VIDA A SER VIVIDA — 80

Delícias da infância — 82

Uma nova fase para o Broa — 84

Família unida — 85

Um fato novo — 87

Amizades verdadeiras — 90

Um sonho real — 91

O dom da aceitação — 93

Mais do que turismo: resiliência — 95

Eterno — 97

Capítulo 6
ENFRENTANDO DESAFIOS — 100

Altos e baixos — 102

Irmã do coração — 104

Bambina mia — 105

Montanha-russa de emoções — 107

Cada coração, uma reação — 108

Buena companheira — 111

Comemoração e adaptação — 112

Um dia de cada vez — 114

Alternativas ou aventuras? — 116

O dia em que Jesus literalmente nos pegou no colo — 118

Capítulo 7
UMA NOVA ESTAÇÃO — 120

Renovação da fé — 122

Bons presságios — 125

O nascimento da Tetê e dos Dindos — 126

Entre pai e filho — 127

Rede de apoio — 129

Desafios constantes — 131

Novas formas de viver — 133

Luz e sombra — 137

Vinte e cinco anos de casados — 138

EPÍLOGO — 143

Minha primeira missão — 144

Meu grande sonho — 146

Encontrando uma nova missão — 149

PELOS OLHOS DE CADA UM — 153

Pelos olhos do Paulo — 154

Pelos olhos dos meus pais — 157

Pelos olhos do Marcelo — 158

Pelos olhos da Carolina — 164

ANEXO I – Palestra no Rio de Janeiro em 15 de dezembro de 2017 — 174

ANEXO II – Texto escrito pela Carolina, aos doze anos — 179

ANEXO III – Poema escrito pelo Marcelo, aos dez anos — 181

ANEXO IV – Oração do Terço da Divina Misericórdia — 183

Agradecimentos — 186

PREFÁCIO

Fui convidada a escrever este prefácio por essa família de quatro seres especiais que, *Um dia de cada vez*, jorram seus exemplos de vida aos nossos olhos.

Christiane, Paulo, Carolina e Marcelo são exemplos de amor incondicional, com o qual tenho o privilégio de conviver.

Desde o dia em que a Chris me disse que queria escrever um livro, eu não tinha nenhuma dúvida de que a tônica da narrativa seria o amor.

Sim, você vai perceber que, em cada página, em cada capítulo, em cada ato de fé e crença em Deus, o amor é o elo que sedimentou, fortificou e uniu as vidas de cada um dos personagens reais dessa história de força e resiliência.

Amor na sua forma mais pura, amor de mãe, que fez essa mulher forte escolher, a cada dia, vencer a esclerose múltipla e seguir cuidando de seus filhos. Amor de mulher, que a faz querer viver e seguir ao lado do amor da sua vida, o Paulo. Ele, que, por amor, também se dedica a proporcionar, diariamente, as melhores condições de vida a sua esposa e a garantir o exemplo, a segurança e a palavra norteadora para as jornadas de seus filhos.

Amor de Cristo, que segue a cobri-los de bênçãos através dos diversos milagres com os quais os tem abençoado, a cada dia, a cada decisão, a cada dificuldade, a cada alegria, a cada comemoração...

Desejo que a leitura de *Um dia de cada vez* seja capaz de fazer transbordar esse amor em cada um de seus leitores, e que esse exemplo cumpra a sua missão de transformar, também através do amor, a vida de cada um que concluir sua leitura!

Com muito amor,
Flávia Serretti Bueno

PRÓLOGO

19 de junho de 1970. Não sei se ele estava sentado na sala de espera ou se andava agitado de um lado para o outro no corredor. Certamente seu maior desejo era que eu fosse uma menina! Às 15h50, meu nascimento marcou o início da história de amor e amizade que vivi com meu avô. Ele era uma pessoa única e iluminada, e desde os meus primeiros anos nós fomos confidentes um do outro! A sua história se reflete na pessoa que eu me tornei e nos traços da minha família. Os momentos juntos e as conversas que tivemos estão guardados para sempre no meu coração, e hoje, vivendo sem ele, seu exemplo e seus ensinamentos seguem guiando o meu caminho.

Muitas das nossas conversas foram alimentadas pela minha curiosidade. Eu ouvia as histórias do vovô Marcel e tentava entender de onde vinha toda a sua coragem. Como ele se manteve uma pessoa tão serena após sobreviver aos horrores da Segunda Guerra Mundial? Como ele construiu uma nova vida no Brasil, sem falar uma única palavra em português e deixando tudo para trás em sua terra natal?

Durante muito tempo eu escutei essas histórias tentando encontrar a fórmula mágica do meu avô. Em uma de nossas conversas, eu finalmente perguntei: "Vô, qual é a fórmula mágica que o senhor usa para enfrentar os desafios da vida com tanta paz?". Com um sorriso no rosto, ele me deu uma resposta que mudaria minha vida para sempre: "Não existe fórmula mágica, Christiane. Grandes desafios são enfrentados com a soma de pequenas ações. Eles não se resolvem de um dia para o outro. O único jeito de enfrentá-los é ser o nosso melhor, vivendo um dia de cada vez". Naquele tempo eu nem imaginava quão valioso esse ensinamento seria para mim. Não sabia que, ao enfrentar o maior desafio da minha vida, minha única resposta seria viver um dia de cada vez.

Em 2001, fui diagnosticada com esclerose múltipla. De lá para cá, fui aos poucos perdendo os movimentos das pernas. Há dias em que eu acordo sentindo meu corpo fraco e com os olhos tremendo de um lado para o outro. Tenho dificuldade para realizar até a mais simples das tarefas e motivos de sobra para chorar e me perguntar "por que isso aconteceu comigo?".

A esclerose múltipla é uma doença lenta e ainda sem cura. Ela entrou na minha casa sem aviso e sem prazo de validade. Contra a minha vontade e avessa aos meus planos, ela afetou a dinâmica da nossa família e se tornou parte da minha vida.

Porém, todos os dias eu me recordo do meu avô Marcel, e, com meus olhos trêmulos, tento ver as pequenas coisas que me lembram da beleza da vida. Um dia de cada vez, eu escuto meu canarinho, Sol, cantar. Um dia de cada vez, eu escuto as histórias e novidades dos meus filhos e me orgulho do meu papel como mãe! Um dia de cada vez, eu tomo um cafezinho com as minhas amigas, fisioterapeutas e cuidadoras e sinto o carinho que elas têm por mim. Um dia de cada vez, eu rezo o terço com a minha mãe, dou risada com meu pai e agradeço como é bom tê-los por perto! Um dia de cada vez, eu seguro a mão do meu marido enquanto assistimos à novela comendo chocolates.

Vovô Marcel estava certo. Diante de grandes desafios, não existe fórmula mágica. A beleza da vida está na escolha de olhar para o que eu ganhei — e não para o que eu perdi. Nenhuma dificuldade supera o valor da fé e da união que eu e minha família construímos. A esclerose múltipla tirou muita coisa de nós, mas ela nos deu uma história ainda mais linda do que a vida perfeita que eu sempre sonhei.

De coração aberto, eu te convido a vivenciar comigo, nas páginas deste livro, a minha história imperfeita, mas cheia de amor! A história de como, diante do meu desafio, eu descobri minha nova missão.

SOBRE A ESCLEROSE MÚLTIPLA

A esclerose múltipla é uma doença autoimune, ainda sem cura. Para mais detalhes: https://www.einstein.br/doencas-sintomas/esclerose-multipla.

A efetividade e os efeitos colaterais dos diversos tratamentos atualmente disponíveis para conter a progressão da doença variam a cada caso e a cada paciente.

Este livro traz exemplos ilustrativos de tratamentos que nós testamos e que fizeram — ou não — efeito no meu caso específico. Nenhum deles deve ser interpretado como uma recomendação médica.

Nenhum dos tratamentos experimentais que testamos se mostrou efetivo. Nosso entendimento sempre foi o de que qualquer tratamento alternativo deve complementar tratamentos cientificamente testados.

Caso você se identifique com qualquer sintoma descrito, ou tenha sido diagnosticado com esclerose múltipla, procure recomendações médicas para o seu caso específico.

A pesquisa sobre essa doença evoluiu muito desde o meu diagnóstico. Em 2001 existiam pouquíssimas opções de tratamento, e poucos médicos entendiam do assunto. Hoje existem muitos profissionais excelentes especializados na esclerose múltipla e diversos tratamentos para enfrentá-la. Há casos de muito sucesso. Diversas pessoas descobrem a doença em estado preliminar, o que lhes permite começar a se tratar cedo e evitar os surtos. Ficamos muito felizes com isso!

Rezamos pelos pesquisadores e médicos que se dedicam ao estudo da doença e que desenvolvem tratamentos que melhoram a vida de pessoas como eu. Rezamos também pelos pacientes que são diagnosticados com esclerose múltipla e por suas famílias — para que tenham saúde, força e fé!

Vivam um dia de cada vez!

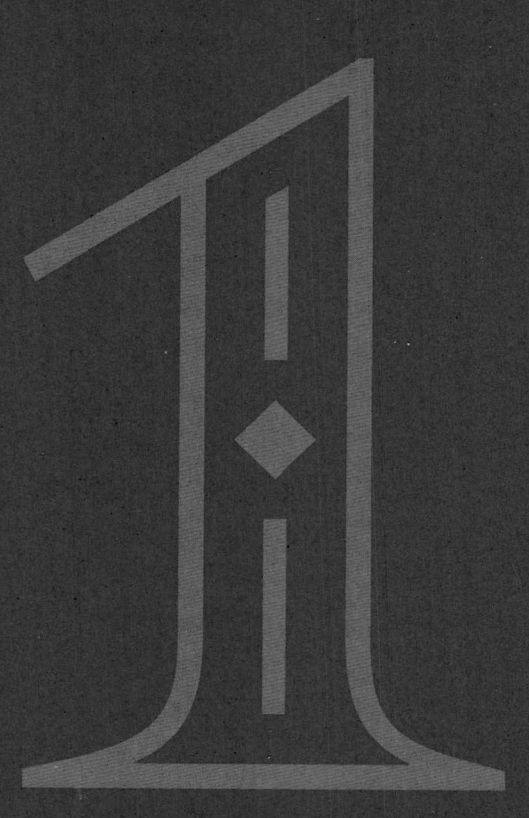

NASCE UMA HISTÓRIA

UM MINUTO DE CADA VEZ...

Um jovem casal, com um filho recém-nascido, vivia na cidade belga de Mouscron, na fronteira com a França. Assim era a vida dos meus avós, Marcel e Elizabeth, antes da guerra. Embora tenha nascido na Bélgica, meu avô era considerado francês pela lei do sangue, que não leva em conta o território do nascimento, mas a nacionalidade dos pais. Já a minha avó era belga de nascença, e se tornou francesa somente após se casar com o meu avô.

Em 1939, no início da Segunda Guerra Mundial, o vovô Marcel — que na época trabalhava com sua família na indústria têxtil — foi recrutado pelo exército francês para combater os nazistas. Ele foi enviado para Dunquerque, na França, de onde seria alocado para algum front de batalha.

Quando viu seu marido partir, minha avó entrou em desespero! Afinal, as memórias aterrorizantes da Primeira Guerra Mundial ainda assombravam as famílias na Europa. Todas as esperanças dela voltaram-se a conseguir, de alguma forma, uma dispensa militar para o marido.

Como a guerra ainda estava em sua fase inicial, não eram todos os homens que precisariam deixar a família para lutar. Aqueles que, por exemplo, comprovassem um emprego formal ou outras condições específicas poderiam permanecer em suas cidades. E foi exatamente o que vovó Beth pensou em fazer: conseguir uma carta assinada pelo diretor da fábrica onde vovô Marcel trabalhava explicando que, além de ser um trabalhador indispensável, ele tinha um filho recém-nascido.

— *Monsieur le directeur*, precisamos de sua ajuda! Eu e meu marido!

— *Madame* Destailleur, como posso ajudá-la?

— *Monsieur*, é o meu marido! O Marcel! Ele foi enviado para Dunquerque...

— Dunquerque? A qualquer momento imagino que...

— Sim, *monsieur*, a qualquer momento ele será enviado para o front!

— Marcel é meu melhor técnico. É de minha confiança, e eu sei que essa fábrica não funcionará da mesma forma sem ele.

— E, *monsieur*, não se esqueça do pequeno Marc!

— *Pardon*, quem é Marc?

— Nosso filho, *monsieur*! Nosso pequenino! É recém-nascido. Não vou conseguir cuidar dele sozinha, sem o Marcel.

— Mas é claro, *madame*! Não vamos deixá-lo ser enviado para o front! Faço questão de escrever essa carta ao comandante agora mesmo!

Aflita, mas em parte aliviada, vovó Beth sentou-se enquanto o diretor da fábrica redigia a tão esperada carta. A agonia tomava conta dela naquele momento.

— *Madame* Destailleur, aqui está. Entregue esta carta nas mãos do comandante do exército. Ela dispensará seu marido e garantirá a você e ao pequeno Marc que Marcel esteja aqui. Vá depressa, que o tempo é curto e o caminho até Dunquerque é longo!

Com toda a rapidez que conseguiu, vovó Beth correu para a casa do pai do vovô Marcel — meu bisavô Emile —, e de lá partiram de bicicleta. Eram 84 quilômetros de Mouscron até Dunquerque, um caminho longo e especialmente difícil para uma esposa aflita por seu marido, pedalando com todas as forças.

Conforme se aproximavam da cidade francesa, cada pedalada ficava mais difícil. O coração já não escondia a fadiga da jornada, mas, principalmente, o medo de ver o marido partir. Pedalando o mais rápido que podia, ela cruzou a cidade em direção à estação de trem, onde largou sua bicicleta, e correu para o escritório do comandante.

— *Monsieur le commandant*, meu nome é Elizabeth Destailleur. Meu marido, Marcel, se apresentou aqui após receber uma convocação militar. Aqui está uma carta solicitando sua dispensa!

— *Madame* Destailleur, vou verificar nossas listas. Um momento, por favor.

— Marcel. Marcel Emille Destailleur é o nome dele.

Enquanto os olhos do comandante percorriam páginas e mais páginas de nomes e sobrenomes, vovó Beth tentava conter sua ansiedade.

— *Madame* Destailleur, sinto lhe informar, mas o trem do seu marido está partindo neste exato momento.

Vovó Beth correu até a plataforma de embarque, mas já era tarde demais: ela viu o trem fazer a curva no horizonte enquanto gritava o nome de seu marido. Tinham chegado atrasados por um ou dois minutos.

PORTAS ABERTAS

Logo no início da guerra, meu avô foi capturado pelos nazistas, mas felizmente não foi enviado para nenhum campo de concentração. Seu destino foi ficar detido em uma fazenda alemã, onde trabalhava cuidando dos cavalos. Os proprietários da fazenda eram pessoas boas e o tratavam bem, permitindo que ele mantivesse correspondência com a minha avó na Bélgica e acompanhasse de longe, pelas fotos enviadas, o crescimento de seu filho Marc, meu tio. Isso não quer dizer que foram tempos fáceis, afinal ele estava separado de sua família e era obrigado a trabalhar arduamente para receber as porções de comida que o mantinham vivo.

Em 1944, com o desembarque das tropas aliadas na Normandia, o governo alemão proibiu o envio de correspondências dos prisioneiros para suas famílias, temendo uma possível virada dos aliados. Por um ano, nenhuma carta foi entregue à vovó Beth na Bélgica.

A cada dia que passava sem notícias do marido, a ansiedade só fazia crescer em minha avó. Apesar de sempre tentar manter o otimismo, a falta de comunicação foi, aos poucos, minando as suas esperanças. Era cada vez mais difícil acreditar que ela veria vovô Marcel de novo. Mas ainda assim ela manteve sua fé.

Em busca de respostas, vovó Beth ouviu de seu tio a história sobre um padre que, supostamente, conseguia localizar pessoas desaparecidas na guerra. Apesar de muito cética, ela decidiu dar uma chance à sorte.

— Padre, cheguei ao senhor porque já não sei a quem recorrer. Há meses que não recebo notícias de meu marido e preciso encontrá-lo.

— *Madame* Destailleur, vou lhe explicar o que faremos: vou pegar sua aliança e amarrá-la na ponta de um pequeno pêndulo. Esse pêndulo ficará sobre um mapa de toda a Europa. Onde cair sua aliança estará seu marido.

— Padre... não sei. Não acredito nessas coisas.

— *Madame* Destailleur, acreditar ou não acreditar é uma escolha que cabe a cada um de nós. Qual será a sua escolha?

Vovó Beth escolheu acreditar. Entregando nas mãos do padre sua aliança, acompanhou atentamente o movimento do pêndulo sobre o mapa.

— Ele está a oeste de Colônia, *Madame* Destailleur. Ele está vivo.

— Padre... como o senhor pode ter certeza?

— Eu lhe garanto: ele voltará para você. No dia 18 de maio ele voltará!

Além de sua própria busca, vovó Beth levou também a aliança de sua vizinha para ajudar a localizar o marido dela. Mas a amiga não teve a mesma sorte: o padre nunca conseguiu localizá-lo.

Ainda cética em relação às previsões que ouviu e aflita pela vida de seu marido, minha avó voltou para casa e tomou cuidado para não contar nada à amiga, continuando sua vida normalmente. No dia citado, ela e Marc foram dormir no horário de costume, porém, em um gesto de fé, tiveram o cuidado de deixar a porta de casa destrancada. E foi assim que, sem precisar de chave, o meu avô cruzou a soleira da porta são e salvo, no dia 18 de maio de 1945.

NOVO FUTURO PELA FRENTE

Com o fim da guerra e a volta do meu avô para casa, tudo parecia estar se ajustando. Ele passou a acompanhar de perto o crescimento do meu tio e voltou a trabalhar na mesma fábrica de tapetes. Algumas cicatrizes, porém, nunca se fecharam completamente: as experiências da guerra criaram marcas que perduraram por toda a vida dos meus avós, refletidas por exemplo no valor que eles davam à comida e às pequenas alegrias do cotidiano.

Apesar de todos terem saído ilesos do conflito, vovó Beth nunca deixou de sentir medo de trovões — que a recordavam das vezes que teve de se refugiar com meu tio na adega da casa para evitar os bombardeios — e nunca mais chegou atrasada a um compromisso. Emocionada, ela costumava dizer: "Eu pude ver o trem sumir no horizonte! A única vez que perdi a hora me custou seis anos longe do meu marido".

Entretanto, a virtude mais importante que os dois desenvolveram foi a prática da fé. A fé ajudou minha avó a enfrentar os solitários anos de dificuldade na Bélgica e a saudade de seu marido nos anos em que foi prisioneiro, e deu forças para vovô Marcel encarar os dias longe de sua família. Isso porque, antes de embarcar rumo a Dunquerque, meu avô foi instruído pela mãe a rezar todos os dias a oração "Lembrai-Vos", dedicada a Nossa Senhora e recitada por muitos santos em momentos de grande dificuldade. Durante nossas conversas, ele me contou que a rezava todas as noites antes de dormir quando era prisioneiro — hábito que preservou até seus últimos dias.

Em 1946, duas novas surpresas surgiram na vida dos meus avós. Logo no começo do ano, meu avô recebeu uma proposta para se tornar diretor de uma empresa de tapeçaria em São Paulo, no Brasil. E, poucos dias depois, vovó Beth descobriu que estava grávida! Determinada e corajosa, ela não se assustou com a necessidade de acompanhar seu marido nessa nova aventura, desde que a transferência ocorresse após o nascimento do bebê. Foi assim que minha mãe, Marie Christine, nasceu na Bélgica e, com apenas três meses de idade, atravessou o oceano Atlântico em uma viagem de navio que durou 21 dias.

A bagagem da mudança foi armazenada em três enormes baús, cada qual numerado e contendo uma lista indicativa de seu conteúdo. Vovó Beth, sempre precavida e pensando no bem-estar do bebê, levou leite em pó suficiente para seis meses de viagem, já que não sabia o que encontraria no novo país. A viagem começou com um trem partindo da Bélgica até o porto de Le Havre, na Normandia. Como minha avó sabia que não era adequado viajar durante horas com um bebê no colo, valeu-se de suas habilidades com crochê e teceu uma pequena rede, que foi içada entre os bancos do trem e permitiu uma tranquila e aconchegante jornada tanto para ela quanto para a criança.

Já no navio, Marie Christine começou a ficar enjoada e meus avós não encontraram a bordo remédios que pudessem amenizar os seus sintomas. Havia sério risco de desidratação da pequenina. Por isso, quando atracaram em Dakar, no Senegal, vovô Marcel desembarcou e aproveitou o pouco tempo em terra firme para procurar uma farmácia.

— Querida, precisamos fazer alguma coisa, não podemos esperar até chegarmos ao Brasil!

— Marcel, você não conhece este país!

— Querida, não temos outra opção: a pequena está mal. Vou correr! Prometo para você, estarei de volta em menos de uma hora!

Apesar da língua comum, a dificuldade de locomoção e a falta de infraestrutura eram prementes. O caos do porto não facilitou o trajeto: estivadores de um lado para o outro, contêineres para lá e para cá, enquanto os olhos do vovô Marcel percorriam as fachadas em busca de uma *pharmacie*. Parou na primeira loja que avistou, mas não encontrou o medicamento que buscava. Na segunda, tampouco. Aflito, meu avô começou a correr cada vez mais longe do navio até que conseguisse a medicação. Já estava escurecendo quando achou uma pequena farmácia escondida em uma ruela. Sem muita confiança, entrou na loja e, com um suspiro, perguntou ao vendedor:

— Você é minha última esperança! Minha filhinha está passando mal e passei o dia todo procurando algo que possa ajudá-la!

A sorte estava ao seu lado, pois a pequena farmácia tinha exatamente o que ele precisava. Após gastar quase todo o seu dinheiro com o remédio, apenas algumas moedas sobraram para o táxi de volta ao porto.

Embarcando nos últimos minutos, meu avô viu o alívio nos olhos de vovó Beth ao abraçá-lo novamente. A esposa, afinal, já estava ficando preocupada com a possibilidade de o barco zarpar e deixar para trás seu marido e o remédio que salvaria a vida da bebê.

Ao chegar ao Brasil, a família se instalou em um hotel na cidade de São Paulo. Como não sabiam nenhuma palavra em português, vovô e vovó tinham dificuldade até para pedir água quente para a mamadeira do bebê. Às vezes meu tio Marc comunicava-se com gestos e mímicas com a recepcionista. Depois de algumas semanas, mudaram-se para uma casa no bairro do Alto da Lapa e lá começaram a se inteirar um pouco mais sobre a nova rotina.

Quando assumiu seu cargo na nova fábrica, o vovô logo se sentiu em casa. Muitas pessoas falavam francês, e a familiaridade dele com a área têxtil permitiu uma rápida adaptação ao emprego. Sua especialidade era a fabricação de tapetes, porém ele teve dificuldade em assimilar algumas diferenças culturais entre o Brasil e sua terra natal — especialmente nas questões jurídicas. Percebendo que precisaria de alguém para auxiliá-lo com a burocracia no novo país, meu avô foi apresentado por um dos sócios da fábrica ao Dr. Fernando Euler Bueno, advogado formado na Faculdade de Direito do Largo São Francisco, que passou a ajudá-lo no dia a dia.

O Dr. Fernando logo se tornou conselheiro para outros assuntos na vida de meu avô, e um grande amigo da família. Esse foi o primeiro ponto de contato entre os Destailleur e os Bueno — um encontro que abriu caminho para o futuro que vivo hoje, já que o Dr. Fernando era ninguém menos do que o avô do Paulo, meu marido. As conexões entre as nossas famílias estavam apenas começando.

LEMBRAI-VOS

A oração "Lembrai-Vos" foi desenvolvida por São Bernardo de Claraval, na França do século XII. Ao longo dos anos, ela foi invocada por incontáveis santos, principalmente durante momentos de grande dificuldade. Entre os seus principais devotos estão São Francisco de Sales e Madre Teresa de Calcutá, que sempre invocavam essa oração em emergências.

Durante a guerra, meu avô Marcel rezava todas as noites o "Lembrai-Vos". Em nossas conversas, ele afirmava que a sua constância na oração foi um dos principais pilares que o ajudaram a manter-se firme e esperançoso naqueles anos difíceis.

Hoje em dia, eu rezo essa oração todos os dias com a minha família, recordando do meu avô Marcel e da força que nos é proporcionada pela fé.

Lembrai-Vos

Ó piedosíssima Virgem Maria, de que jamais se ouviu dizer
que algum daqueles que tenham recorrido à Vossa proteção,
implorado o Vosso socorro
ou invocado o Vosso auxílio
fosse por Vós desamparado.
Animado, pois, com igual confiança,
a Vós, ó Virgem entre todas singular,
como à minha Mãe recorro, de Vós me valho e,
gemendo sob o peso dos meus pecados,
me prostro aos Vossos pés.
Não desprezeis as minhas súplicas,
ó Mãe do Filho de Deus humanado,
mas dignai-Vos de as ouvir propícia,
e de alcançar o que vos rogo

Amém

AMIZADE FAMILIAR

Apesar da nacionalidade francesa, minha mãe cresceu no Brasil. Quando ela estava no terceiro ano do primário, conseguiu entrar no Colégio Nossa Senhora de Sion, que, na época, era exclusivo para meninas. Logo nos seus primeiros dias na nova escola, mamãe conheceu uma garota chamada Silvia. Com o passar dos dias e a convivência durante as aulas, as duas logo perceberam que suas habilidades e temperamentos eram complementares: minha mãe, Christine, tinha um jeito mais introvertido e recatado, enquanto sua amiga era mais extrovertida e agitada. A Silvia ajudava minha mãe nas aulas de matemática e minha mãe a ajudava nas aulas de costura. Enquanto a Silvia estimulava a dupla a viver aventuras, minha mãe garantia que nada sairia do controle. Obviamente, elas se tornaram melhores amigas!

Anos mais tarde, agora já adolescentes, a Silvia comentou com minha mãe que estava gostando de um rapaz chamado Fernando. Falava dele pra lá e pra cá. Depois de tanto ouvir falar desse tal Fernando, a ficha caiu: mamãe percebeu que a descrição feita por sua amiga era de alguém muito familiar...

— Amiga, ele é lindo! E charmoso!

— Silvia, dá para ver o brilho nos seus olhos quando você fala dele...

— Ele é alto, tem um jeito meio sério, mas tão simpático!

— Espera aí... um Fernando alto, que usa óculos?

— Sim! Esse mesmo!

— Ele quer ser advogado, não é?

— Sim! Ainda por cima é culto e extremamente inteligente!

Quando a Silvia comentou que o sobrenome do rapaz era Bueno, mamãe logo matou a charada:

— Eu conheço a família dele! Ele é o filho do Dr. Fernando, advogado e amigo do meu pai!

Certa vez, em uma festa junina do colégio Sion, as amigas já estavam de saída quando perceberam que o Fernando havia chegado. Ele estava de olho na Silvia e, ao avistá-las aguardando na porta, perguntou:

— Olá, garotas! A festa já acabou? Já estão indo embora?

— Oi, Fernando... Ah, como assim?

— Ué, estou vendo que estão aqui na porta... Estão saindo da festa?

— Ah, mas é claro que não! Eu e a Christine acabamos de chegar!

Trocando olhares com a amiga e compreendendo suas intenções, minha mãe se preparou para acompanhá-la de volta para a festa. Silvia e Fernando namoraram por cinco anos e se casaram em 1966.

Com minha mãe, a história foi um pouco diferente...

BILHETES DE AMOR

Minha mãe trocou seus primeiros olhares com meu pai, Sylvio, em uma viagem para a Argentina promovida pela PUC, com alunos de diversos cursos. Minha mãe, filha de franceses, tinha postura de princesa europeia e cursava pedagogia. Já meu pai estudava história e geografia e era atlético e carismático! Apesar de se interessarem um pelo outro, apenas depois de certo tempo (e muita insistência por parte do meu pai) eles finalmente começaram a namorar, no dia 26 de agosto de 1966. Seguindo os protocolos daquela época, meu pai teve de pedir permissão para iniciar o namoro ao meu avô Marcel, que logo de cara gostou do estilo brincalhão e simpático do genro.

Depois de firmado o compromisso, meu pai criou o hábito de todos os dias, na saída da faculdade, deixar bilhetes no carro da minha mãe dizendo onde estaria. Geralmente ia para o clube jogar basquete, hábito que mantém até hoje, com mais de oitenta anos. Além dos bilhetinhos com informações sobre a sua agenda diária, ele também deixava no para-brisa lindos versos de amor.

Eles namoraram por pouco mais de um ano e, em 1967, ficaram noivos. Além de carismático, o meu pai sempre foi extremamente

> *brincalhão, e obviamente não resistiu à tentação de pregar uma peça em minha mãe no dia do noivado: chegou com a mão enfaixada em uma tipoia para ver como ela faria para colocar a aliança. Depois da brincadeira, tirou as faixas e estendeu o dedo anelar. Em 1968, após concluírem a faculdade, casaram-se.*

Minha mãe e a Silvia permaneceram amigas após os seus respectivos casamentos e passaram a sonhar juntas com as famílias que formariam! Em 1968, a Silvia teve o seu primeiro filho, Sérgio. Já minha mãe ficou grávida apenas em 1970 e, para a sua surpresa, descobriu durante a gestação que sua melhor amiga estava esperando o segundo filho!

No dia 19 de junho de 1970, Christine teve seu bebê: eu nasci com os olhos da minha mãe e, batizada como Christiane, também herdei seu apelido, Chris. A Silvia, que estava nas fases finais da gestação, foi me visitar na maternidade. Assim que me viu, toda de rosa, deitada no berço, disse para minha mãe: "Tomara que eu tenha uma menininha para elas serem amigas, como nós". Mal sabiam elas que quem estava naquela barriga era o Paulo, o homem que se tornaria o grande amor da minha vida.

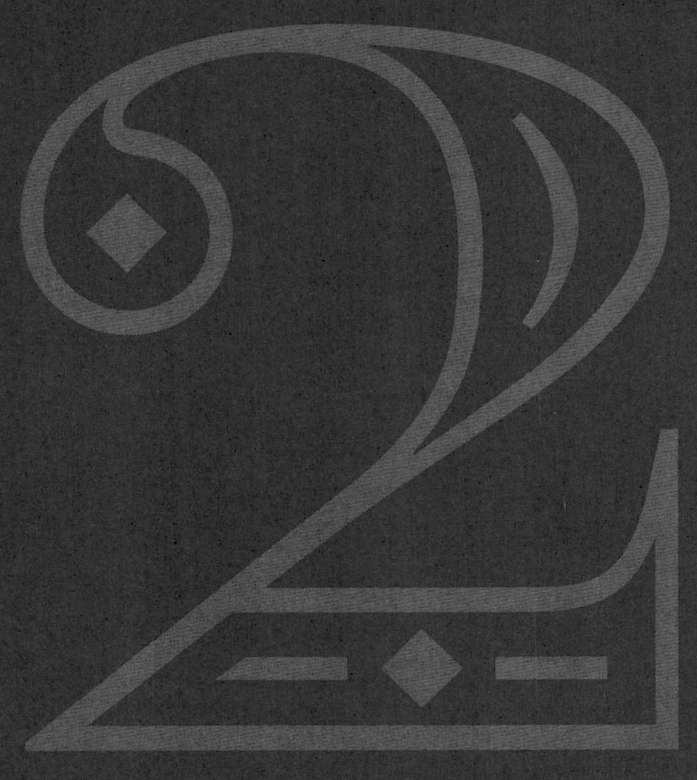

UMA INFÂNCIA FEITA DE MIL GENTES

LAÇOS DA INFÂNCIA

Desde que me conheço por gente, sempre gostei de ter muitos amigos. Na escolinha São Domingos, tudo era um bom motivo para brincar com as outras crianças. Logo cedo meus pais perceberam que eu tinha muita facilidade para fazer amizades. A minha mãe conta que, quando eu chegava em casa da escola ou de alguma festa, sempre falava a mesma coisa: "Conheci mil gentes".

Dentre todas, as minhas atividades preferidas para fazer amigos eram os esportes coletivos. A coisa de que eu mais gostava no meu primeiro colégio, o Santa Cruz, era a programação de atividades físicas — com uma festa anual dedicada aos esportes! Inspirada pelo meu pai e pelo meu avô Rogério, eu gostava muito de jogar basquete, mas a minha especialidade mesmo era a cobrança de pênaltis no futebol.

O dia mais marcante para mim no Santa Cruz foi durante a Festa dos Esportes de 1980, em uma partida de futebol que terminou empatada. A decisão final dependia do pênalti que seria cobrado por mim. Concentrada, chutei a bola e marquei o gol. Alguns segundos depois, comecei a ouvir reclamações do outro time e o apito do juiz. Meu pênalti tinha sido anulado. Quando cobrei pela segunda vez, fiquei bem mais nervosa e chutei para fora. Meu time foi eliminado do campeonato. Eu fiquei inconsolável!

Também fiz muitas amizades na vizinhança. A principal delas foi a Cecília, que morava do lado da minha casa e era um pouco mais velha do que eu. Nossas casas eram tão próximas que nós conversávamos pela janela. Eu passava o dia espiando tudo o que ela fazia e ficava admirada com as roupas e maquiagens que usava, sonhando com o dia em que poderia imitá-la.

Um dia, fiquei sabendo que ela havia ganhado um cachorrinho e tive a ideia de fazer uma festa de batizado para ele. Organizei tudo e convidei a turma do bairro para a comemoração. A festa foi um sucesso tão grande que, nesse dia, a Cecília me prometeu que eu seria a madrinha de seu primeiro filho. Anos depois, tive a oportunidade de batizar, de fato, a Lais, sua filha, que foi minha primeira afilhada.

Outra pessoa muito querida da minha infância foi a minha babá, Cida. Nossa conexão era tão grande que eu a chamava de "minha segunda mãe". Ela me enchia de beijos todos os dias quando eu saía de casa, além de brincar comigo e me acompanhar em todas as minhas aventuras. Certa vez esqueci de me despedir dela e fiquei tão aflita que fiz meus pais darem meia-volta para que eu pudesse lhe dar um beijinho de tchau, tamanho era meu amor por ela. Acho que, desde cedo, eu sempre me preocupei em demonstrar o meu amor e afeto pelas pessoas com beijos e abraços!

O SÍTIO

Minhas melhores memórias de infância são no sítio do meu avô Marcel, o Quietude. Lá, eu pude aproveitar a companhia dos meus tios e primos, além de estar sempre acompanhada dos meus queridos avós. Meu tio Marc e sua esposa Elvira tiveram quatro filhos homens: Marcel, André e Daniel, que eram mais velhos do que eu, e Alexandre, o caçula da turma.

Nos inesquecíveis finais de semana que passamos no sítio, localizado na cidade de Mairinque, no interior de São Paulo, dividimos a atenção dos nossos avós e criamos memórias inesquecíveis. Toda Páscoa, minha avó Beth organizava uma tradicional caça aos ovos, escondendo-os entre as diversas árvores e arbustos do sítio. Acredito que até hoje alguns daqueles ovos permanecem escondidos, já que ela frequentemente esquecia onde os havia colocado após a brincadeira. Tudo era motivo para se divertir e dar risada!

Meu pai era quem guiava o bando de primos nas explorações no sítio, e eu, que adorava aventuras, me dava muito bem com os meninos. Às vezes íamos a cavalo até a estação ferroviária mais próxima. Amarrando os animais na porta, esperávamos o trem passar para subir nele em movimento. Apesar das divertidas e emocionantes brincadeiras, meu pai aproveitava esses momentos descontraídos para nos educar: não podíamos falar palavrões ou desobedecer às suas instruções!

O Daniel era quase da minha idade e sempre foi meu grande amigo e companheiro de aventuras. Nos finais de semana, só queríamos saber de mergulhar no lago e andar a cavalo. Nossas brincadeiras sempre contavam com a companhia do Picolé, um vira-lata que era o guardião e mascote da dupla. Ele adorava nossas visitas e costumava dormir na porta da casa quando estávamos no sítio, além de nos acompanhar em todas as nossas aventuras. Quando íamos ao lago, era só bater palmas que ele mergulhava na água.

Além do Picolé, tive mais dois cachorros na minha casa em São Paulo. Quando eu tinha cinco anos, meus pais me deram um Dobermann chamado Flic (que significa policial em francês). Apesar do nome, ele era muito manso, carinhoso e, às vezes, um pouco rebelde. Se meu pai brigava com ele, a vingança era certa: xixi no sofá. Se a bronca era da minha mãe, ele usava seus dentes afiados para arrancar pedaços da samambaia de que ela cuidava com todo carinho. Viveu com a gente por nove anos. Quando nos despedimos do Flic, eu ganhei a Husky Siberiana Patusca (seu nome original era Oliska of Sharing Cross). Ela era linda, com o pelo longo e os olhos azuis, além de ser muito teimosa e decidida. Demorou algum tempo para aprender os comandos quando tentamos educá-la, porém sempre foi muito amorosa com nossa família, e todas as noites se deitava em seu cobertor na sala de televisão para nos fazer companhia.

BRINCADEIRA É COISA SÉRIA

O aniversário de dez anos de qualquer um de seus netos era uma data muito especial para o meu avô. Por isso, como uma forma de demonstrar seu amor por nós, ele fazia questão de inaugurar a nossa segunda década com um convite à diversão, permitindo que escolhêssemos um presente dos sonhos!

O primeiro da nossa turma foi meu primo Marcel, que escolheu um buggy fapinha. Já André, que adorava pescar, pediu um barco, que ficava no lago do sítio e protagonizou muitas das nossas brinca-

deiras nos finais de semana. Daniel pediu uma televisão, enquanto Alexandre preferiu um aparelho de som! Eu ganhei uma casinha de bonecas, com cortina, móveis e panelinhas. Eu guardo com carinho a lembrança do meu presente de dez anos porque, para mim, ela representa como o meu avô tinha o dom de transformar nossas vidas com gestos tão simples.

Todos os meus amigos e familiares me dizem que uma das minhas marcas registradas é me lembrar do aniversário de cada um deles. Sempre fui uma pessoa muito organizada, por isso anoto na agenda a data do aniversário de todas as pessoas que me são queridas. O telefonema de aniversário é apenas uma maneira simples de dizer "eu te amo" para as pessoas que são importantes para mim. Elas são um exemplo de como a simplicidade de meu avô me marcou para sempre!

LEMBRANÇAS QUE FICAM

Quando era pequena, eu sempre passava as tardes na casa dos meus avós paternos, Lúcia e Rogério, que ainda moravam em São Paulo na época. Quando eles se mudaram para São José dos Campos, passamos a nos encontrar com menor frequência. Meus pais reservavam alguns finais de semana para visitá-los no interior, mas, como eles tinham uma excelente relação com o vovô Marcel e a vovó Beth, também passamos alguns finais de semana, todos juntos, no sítio em Mairinque.

Vovó Lúcia era uma exímia cozinheira, e até hoje lembramos com saudade dos seus inigualáveis croquetes de carne. Já o vovô Rogério adorava esportes. Quando eu nasci, ele estava no

México, acompanhando a seleção brasileira na Copa do Mundo. Tendo visto o Brasil ser tricampeão apenas dois dias após o meu nascimento, ele sempre brincava que eu tinha trazido sorte! Além disso, ele era são-paulino roxo e adorava jogar basquete — como meu pai. Mas suas principais características eram a simplicidade e a generosidade. Ele adorava oferecer balas e quitutes para as crianças que encontrava na rua, e visitava semanalmente as crianças internadas em um hospital próximo à sua casa. Os exemplos da vovó Lúcia e do vovô Rogério sempre reforçaram em mim a importância e o valor da generosidade, do carinho e da gentileza.

Nós também costumávamos passar o Natal com eles em São José dos Campos. Nessa época, meu pai me ajudava a escrever cartas para o Papai Noel contando tudo o que tinha feito ao longo do ano. E ele não parava por aí: respondia pacientemente cada uma das cartas com figuras recortadas de revistas — como se fosse o Papai Noel. Inclusive, ele tinha o cuidado de colocar a resposta no correio, com selo e tudo, para que eu, ao receber a correspondência, ficasse encantada com a ideia de ter meus pedidos atendidos pelo bom velhinho.

Outra pessoa que sempre passava os Natais conosco em São José dos Campos era a minha tia Itamar, irmã mais nova do meu pai. Apelidada de Bá, ela sempre trazia sua filha Lilian, minha única prima mulher, para as reuniões de família. Além de ser uma pessoa doce e carinhosa, a tia Bá era muito parecida com os pais, principalmente por causa do seu enorme coração!

Quando eu tinha nove anos, mamãe ficou grávida e eu me vi muito feliz com a ideia de ter um irmãozinho. Eu torcia para que fosse uma menina e contava para todas as minhas amigas que teria uma irmã chamada Carolina. No sexto mês de gestação, entretanto, minha mãe teve algumas complicações e, infelizmente, perdeu o bebê. Por algum tempo ela teve que ficar internada no hospital. Durante esse período, a tia Bá largou todos os seus afazeres e veio cuidar de mim em São Paulo. Quando fomos visitar minha mãe no hospital, ela me vestiu de enfermeira. Na época eu vi esse pequeno gesto como uma brincadeira, mas hoje em dia percebo que ela estava me ensinando que às vezes podemos transformar situações difíceis agindo com leveza e alegria.

Após a perda do bebê, mamãe encarou um difícil período de luto. Talvez essa tenha sido a primeira provação na minha história, mostrando-me que nem sempre as coisas saem de acordo com o que queremos ou planejamos. Apesar dos cuidados da minha tia Bá, fiquei meio perdida, tentando entender tudo o que tinha acontecido. Minha mãe levou alguns anos para superar o trauma sofrido, e foi através da fé e da união de nossa família que ela conseguiu cicatrizar essa ferida. Aquele momento foi muito desafiador para todos, mas também foi uma oportunidade única de crescimento.

Infelizmente eu não tive irmãos, mas isso nunca me desmotivou. Sozinha, eu inventava minhas próprias brincadeiras: fazia um violão com uma caixa de sapato e cuidava de bonecas. Além disso, eu tinha meus primos, com quem me divertia nos finais de semana no sítio, e as minhas "mil gentes" — que passavam algumas tardes comigo e me acompanhavam nas brincadeiras. Mesmo sem irmãos, minha infância foi repleta de alegria e amor!

QUARTA-FEIRA FELIZ

Além do sítio, vovô Marcel e vovó Beth adoravam reunir a família em sua casa em São Paulo. Às quartas-feiras, minha avó costumava promover um jantar que contava com a presença dos meus pais, tios e primos. A mesa grande era arrumada de modo que todo mundo podia se reunir e contar as novidades.

Vovó preparava comidas deliciosas, enquanto meu avô nos entretinha com as suas memórias de sobrevivência durante a guerra. Ensinados pelos nossos avós, meus primos e eu comíamos até o último grão de arroz do prato. Isso porque, em uma de suas histórias, vovô Marcel nos contou que, quando foi capturado pelos alemães, ele era obrigado a descarregar um vagão de trem cheio de beterrabas para receber apenas um pedaço de pão e um copo d'água. Nas noites frias, ele contava dos rigorosos invernos que passou preso, quando precisava se amontoar com os outros prisioneiros para se aquecer, pois não dispunham de cobertores.

Assim como no sítio, os jantares eram momentos em que eu podia me divertir com meus primos. Além da algazarra — que deixava minha avó de cabelo em pé —, nós presenciamos alguns acidentes. Meu primo Daniel conseguiu a proeza de abrir o queixo duas vezes: a primeira ao cair no jardim da casa; a segunda ao bater na mesa de mármore da vovó. Em ambos os casos, os adultos saíram às pressas do jantar para levá-lo ao hospital. Ao final dos encontros semanais, minha avó Beth sempre dizia: "Adoro quando vocês chegam, mas também fico muito feliz quando vão embora!". No fundo, ela adorava ter a família reunida, porque a cada quarta-feira, mesmo com toda a bagunça, ela sempre nos esperava com um sorriso no rosto.

Minha avó não tinha duas caras. Ela costumava dizer: "Chris, o que eu penso eu falo". Durante minhas primeiras semanas de vida, mamãe ficou hospedada na casa de meus avós, e vovó Beth estava sempre disposta a ajudá-la. Como eu nasci durante o inverno, minha avó acordava nas madrugadas e esquentava meus sapatinhos, para que eu dormisse confortável e sem frio. Contudo, depois da terceira semana, ela disse para minha mãe: "Agora ela já tem vinte dias e vocês já podem voltar para casa". Meu avô, sempre diplomata, tentava amenizar a situação, mas ela tinha uma personalidade forte.

Ela também tinha seus talentos, como o capricho e a perfeição do seu crochê, que era feito com linhas de carretel para que ficasse bem fino. Inspirado por sua determinação, meu avô sempre falava: *"Femme veut, Dieu veut"*[1].

Mas o que eu mais gostava em nossos jantares era passar tempo com o meu avô. Conforme fui crescendo, passei a compartilhar com ele minhas conquistas e sonhos. Às quartas-feiras, falava para ele das minhas notas da escola e das "mil gentes" que havia conhecido.

Assim como meu primo Daniel, eu sonhava em ser médica, mas, quando finalmente tive que escolher uma profissão, decidi me tornar professora. Hoje percebo que, no fundo, tanto meu sonho de criança quanto a profissão que exerci indicavam meu verdadeiro objetivo: poder ajudar as pessoas.

Eu também conversava muito com meu avô sobre o dia em que me casaria, teria minha própria casa e meus filhos. Quando contei para ele que meu maior sonho era ter uma filha, ele logo se imaginou mimando sua futura bisneta. Minha mãe conta que, quando eles iam juntos à missa, vovô Marcel não parava de pensar no dia em que iria carregar nos braços a minha menina!

---

1   "Se a mulher quer, Deus quer", em francês.

AS VIAGENS DA CHRIS

Durante minha infância e juventude, tive a oportunidade de conhecer vários lugares e aprender um pouco mais sobre o mundo a cada viagem. Até hoje guardo as lembranças dos momentos únicos que pude compartilhar com a minha família, além dos aprendizados que me foram transmitidos por meus pais e avós, que alinhavam educação e diversão.

Aos dez anos, viajei de carro para Foz do Iguaçu, passando por Curitiba, Vila Velha e Ponta Grossa. Ao chegar às cataratas, pude apreciar a vista tanto do lado brasileiro quanto do lado argentino. Eu me lembro de ficar impressionada com o tamanho, a quantidade de água e a força da natureza naquele lugar — além de sair ensopada do parque. Prometi que lá voltaria um dia com meus filhos.

No passeio de barco pelo rio Paraná, vimos a pedra fundamental onde seria construída a hidrelétrica de Itaipu e descobrimos o significado do nome tupi: "pedra que canta". Conhecemos também as famosas Sete Quedas, cachoeiras lindas que, infelizmente, foram inundadas para a formação do lago de Itaipu. Meu pai, aventureiro como era, nos deu um susto quando resolveu ver tudo bem de perto e quase caiu no rio.

Já em 1982, nós fizemos uma viagem histórica! As tensões entre a Argentina e o Reino Unido estavam se acirrando, mas isso não nos impediu de embarcar no último navio autorizado a transitar pelas águas próximas ao Ushuaia — pouco antes da Guerra das Malvinas. Foram 21 dias navegando pela Terra do Fogo e pelas ilhas do Atlântico Sul. O povo local era muito hospitaleiro, e ver aquelas casinhas coloridas foi uma experiência incrível. Além disso, as geleiras e a proximidade com os animais, como pinguins e leões-marinhos, permitiram que eu entrasse em contato com as belezas naturais daquele lugar. Antes de aprender nos livros de geografia onde ficava o Canal de Beagle e o Cabo Horn, eu pude vê-los pessoalmente, acompanhada de meu pai — que era professor de geografia e tirava todas as minhas dúvidas.

No Cabo Horn, sob uma atmosfera cinematográfica, com muita névoa e um mar bravio, seguimos a tradição de arremessar garrafas com pedidos sob as rochas que marcam o ponto mais ao sul da América. O episódio não foi fácil para o meu pai, que costuma ficar enjoado em qualquer embarcação e passou boa parte da viagem zonzo! Mas a parte mais especial foi a presença dos meus avós, que lembravam de suas próprias aventuras no oceano, na viagem de navio que fizeram quando se mudaram para o Brasil e nas vezes em que foram visitar a família na Bélgica após a mudança.

Quando fiz quinze anos, pedi aos meus pais uma viagem para os Estados Unidos. Eu sonhava com o dia em que visitaria os parques da Disney, onde eu poderia me aventurar nas montanhas-russas e conhecer os personagens dos meus filmes preferidos. Eu também queria conhecer algumas das maiores cidades do país, como Nova York, Las Vegas e Los Angeles. Para completar o roteiro dos sonhos, fomos também para o Canadá. Meu pai, que ama ferrovias, ficou realizado com a rota de trem que fizemos entre Quebec e Toronto.

As viagens durante minha infância foram muito importantes para estreitar os laços com a minha família. Essas viagens colaboraram para a formação do meu imaginário e, de alguma forma, gravaram valores e lições que foram muito importantes para o meu amadurecimento. Porém, a parte mais importante foi a oportunidade de conviver e aprender com quem eu mais amava: meus pais e meus avós!

3

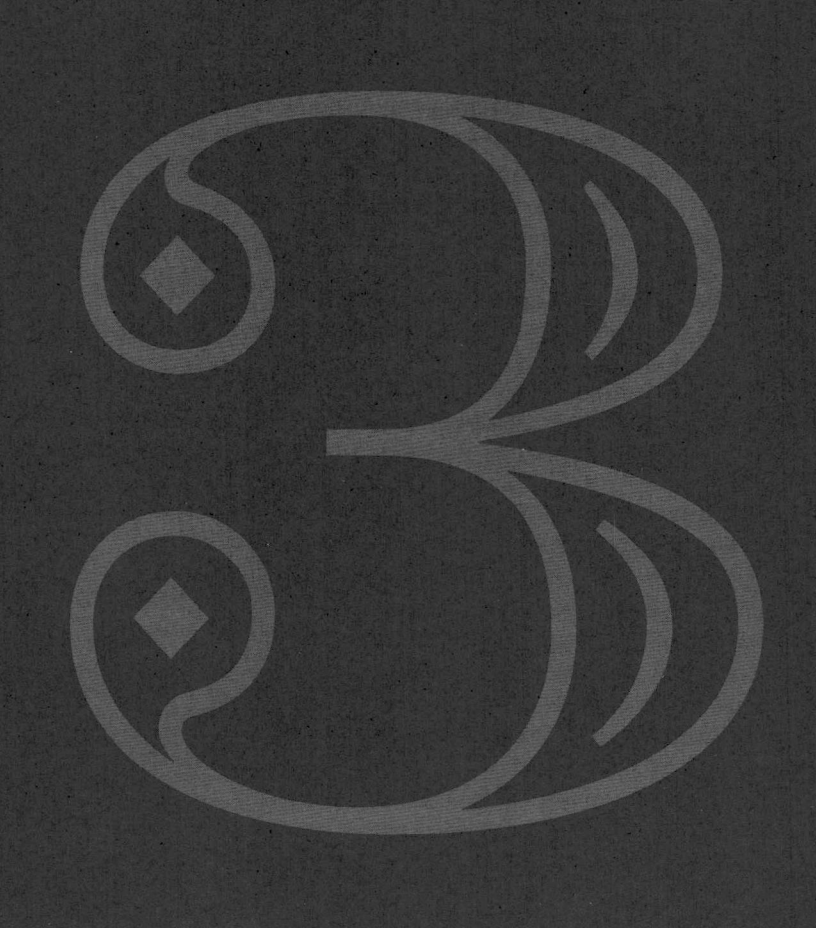

MINHA HISTÓRIA DE AMOR

OPERAÇÃO CUPIDO

29 de setembro de 1972. A foto de duas crianças de mãos dadas durante uma festa de aniversário reflete a inocência dos primeiros anos da infância. No fundo, as melhores amigas se divertem ao presenciar seus filhos brincando juntos. Ao abrir o álbum de memórias de minha sogra, é impossível não se apaixonar pela minha primeira foto com meu marido, Paulo. No sítio do Dr. Fernando, em Itapevi, aquelas crianças não podiam imaginar a linda história de amor e superação que iriam construir juntas.

Silvia e minha mãe continuavam sendo melhores amigas, mas a mudança na rotina durante a vida de casadas e a constituição de suas famílias as fizeram trilhar seus próprios caminhos. Silvia e Fernando tiveram quatro filhos: Sérgio, Paulo, Marcelo e

Fernanda. Enquanto eu vivia minhas aventuras com meus primos no sítio do meu avô, Paulo também aproveitava sua infância, coincidentemente no sítio do seu avô! Acompanhado de seus irmãos e primos, ele também andava a cavalo, jogava futebol e mergulhava em lagos quando era criança!

Apesar da distância, de vez em quando a tia Silvia nos visitava em nossa casa no Alto da Lapa. Eu ficava muito contente, porque o Marcelo, seu terceiro filho, a acompanhava. Eu via nessas tardes uma oportunidade de ter um amigo para minhas brincadeiras, e com o tempo o Marcelo se tornou uma pessoa muito querida. Eu gostava tanto dele que, em um dos nossos encontros, escrevi uma carta chamando-o de irmão do coração. Quando completei dezesseis anos, as visitas da tia Silvia e do Marcelo já não eram mais tão frequentes.

Certa vez, eu e minha mãe encontramos o Marcelo durante um de nossos passeios pelo shopping. Ele conta que, naquele dia, ao chegar em casa, contou para a tia Silvia e para o Paulo que havia me visto.

— Mãe! Paulo! Vocês não vão acreditar quem eu encontrei hoje.
— Quem?
— Tia Christine e a Chris, filha dela, que está linda! Paulo, ela tem a sua idade, acho que deveríamos apresentar vocês. Seriam um casal lindo.

Apesar de confiar no filho, a tia Silvia ficou relutante. Ela não queria arriscar o relacionamento com sua amiga de infância.

— Mãe, e se convidarmos ela para o aniversário de nove anos da Fê, no sítio do vovô Fernando? Prometo que vou ter cuidado com a filha da sua amiga!

Uma semana depois, reencontrei toda a família Bueno. Ao redor da piscina, eu e o Paulo pudemos nos reaproximar. Após a festa, os convidados combinaram de ir a uma pizzaria.

Ao escolhermos os lugares na mesa, percebi que o Paulo havia ficado ao meu lado e, enquanto conversávamos, comecei a sentir um frio na barriga. Quando o jantar terminou, o Paulo me convidou para ir ao aniversário de quinze anos da sua prima, Sofia, que aconteceria em poucas semanas.

No dia 7 de novembro de 1986, enquanto me arrumava para a festa, percebi que minhas mãos suavam. Caprichei muito no look, colocando um vestido preto todo bordado, com um decote em V nas costas. Quando Paulo me buscou em casa, fiquei sem ar ao ver aquele rapaz alto, lindo e elegante me aguardando na sala de estar. Já na festa, quando começou a tocar "Say You, Say Me", do Lionel Richie, ele me chamou para dançar. Senti suas mãos em minha cintura e olhei no fundo daqueles olhos verdes: ali, tive a certeza de que estava diante do homem da minha vida. Ao final da música, demos o nosso primeiro beijo. Passamos o resto da festa juntos, e me lembro até hoje da felicidade que senti ao dormir naquela noite — sonhando com ele.

No dia seguinte, fui com minha mãe ao chá de aniversário da vovó Beth, e é claro que o assunto da vez foi minha noite encantada com o Paulo. Uma amiga bem próxima da minha avó resolveu fazer uma previsão: "Se o rapaz ligar, vai dar certo!". Passei o dia ansiosa ao lado do telefone, aguardando que ele tocasse.

Paulo me contou que, no mesmo dia, foi almoçar na casa dos seus avós — pais da tia Silvia. A dona Guiomar e o seu Brasilito, apelidados carinhosamente de vovó Guiga e vovô Cuíco, ouviram atentamente o relato dele sobre a festa e ficaram encantados com a forma como tudo havia ocorrido. Foi a vovó Guiga que o incentivou a me ligar, dizendo que ele deveria seguir sua intuição e, principalmente, seu coração.

Só no final do dia recebi a ligação que tanto esperava. Respirei aliviada ao ouvir a voz do Paulo do outro lado da linha, dizendo que estava muito ansioso para me ver novamente. Ali iniciamos a nossa jornada, mal sabendo de todas as batalhas que iríamos enfrentar juntos. No final das contas, o conselho da vovó Guiga estava correto. Aquele 7 de novembro de 1986 foi um dos dias mais importantes da minha vida — quando Deus me presenteou com o meu maior amigo, companheiro e aliado.

SEMPRE JUNTOS

Logo após o início do nosso namoro, Paulo fez um intercâmbio de dois meses. A viagem para a Inglaterra estava agendada havia muito tempo e foi uma boa prova para os primeiros meses do nosso relacionamento. Enquanto ele fazia sua primeira viagem sozinho para a Europa, eu decidi passar o Ano-Novo com meus amigos em Ilhabela.

A imaturidade da adolescência fazia meus pensamentos oscilarem entre o ciúme — pensando onde e com quem Paulo estaria — e a saudade — imaginando como seria quando ele voltasse para o Brasil! Ele me enviava cartões-postais assinados de todos os lugares que visitava, o que trazia a certeza de que, apesar da distância física, também estava pensando em mim. Quando voltou, o nosso namoro floresceu. Paulo começou a participar cada vez mais da minha vida, conhecendo minhas amigas, minha família e minha rotina.

Como era um garoto muito educado e gentil, logo conquistou meus pais! Papai, que era rigoroso, deixava clara a regra: "Dez horas da noite já é hora de ir embora". Muitas vezes era a minha mãe que levava o Paulo para casa após suas visitas. No nosso segundo ano de namoro, ele me deu um canarinho de presente no Dia dos

Namorados. Apelidamos o pássaro de Pita, nome do jogador camisa 10 do São Paulo naquela época. Quando apresentei o canário ao meu pai, ele quase desmaiou, mas, como gostava muito do Paulo, aceitou o presente. Acho que o nome amoleceu um pouco o seu coração, afinal papai gostava muito do genro são-paulino como ele!

Quando Paulo foi esquiar no Chile, meu pai não permitiu que eu o acompanhasse. Fiquei muito chateada, pois sempre havia sonhado em esquiar na neve. Como ele sabia da minha frustração, combinou com a floricultura do bairro que, em cada um dos nove dias em que estaria viajando, seria entregue uma flor diferente na minha casa. Sempre cuidadoso, deixou todos os nove cartões já escritos antes de embarcar. E é claro que adorei cada uma das flores que recebi e guardei todos os cartões.

MAGISTÉRIO

Quando completei dezesseis anos, decidi que queria ser professora e iniciei o magistério — na época, curso profissionalizante realizado simultaneamente com o Ensino Médio. Como eu já estava crescida e buscava cada vez mais independência, costumava voltar de ônibus do Colégio Mackenzie.

Um ano depois, resolvi procurar meu primeiro emprego como professora. Na época, vovó Beth tinha uma amiga que trabalhava na escola infantil do condomínio onde ela e vovô Marcel moravam, no Alto da Lapa. Quando me apresentou para a Oida, diretora da escola CRIS, contei que meu sonho era ajudar as pessoas e que eu via na educação uma oportunidade de transformar o mundo. Foi assim que minha trajetória profissional começou: ajudando na alfabetização de crianças e preparando-as para entrar no primário. Até hoje eu me emociono quando lembro do primeiro aluno que ensinei a escrever.

Modéstia à parte, eu era muito dedicada e organizada e, em pouco tempo, tornei-me braço direito da Oida, ajudando a coordenar festas e eventos que aconteciam na escola. Sempre buscando facilitar o aprendizado dos meus alunos, tentava tornar as aulas mais divertidas, usando músicas, desenhos e brincadeiras educativas. Uma das minhas principais características sempre foi alinhar o carinho e a criatividade ao aprendizado — método que eu utilizava com meus alunos e que, mais tarde, utilizei na educação dos meus próprios filhos.

Outra grande vantagem do CRIS era a proximidade com meus avós. Como a escola ficava dentro do condomínio onde eles moravam, eu ganhei uma ótima desculpa para visitá-los. Com isso, compartilhava minha rotina com o vovô Marcel, contando todas as novidades sobre meus alunos e minhas histórias de amor com o Paulo. Foi assim que eu dei os primeiros passos em minha vida profissional, na escola que tinha tudo a ver comigo (inclusive o nome), e ao lado do meu querido avô.

CRESCER E VIVER

Uma das principais características que eu e Paulo temos em comum é o cuidado com os outros. Estamos sempre atentos às necessidades das nossas famílias e sempre dispostos a ajudar as pessoas próximas de nós. Quando Paulo tinha oito anos, foi ao estádio ver um jogo do São Paulo, acompanhado por seu irmão, Sérgio, e um amigo chamado Roberto. Na volta, atravessando a rua em frente à sua casa, ele e o amigo foram atropelados por um ônibus. Paulo foi socorrido por Raquel — a babá da família —, que o carregou até o hospital, por sorte a poucos metros dali. Chegando ao pronto-socorro, ele insistiu que a enfermeira não ligasse para sua mãe, pois ela estava grávida e ele não queria deixá-la preocupada.

Ele passou mais de três meses no hospital e fez cinco cirurgias de recuperação. Graças a Deus tio Fernando tinha um amigo chamado Joca, que estava iniciando a carreira como médico e salvou a vida do Paulo.

Roberto, amigo de Paulo, infelizmente não resistiu ao acidente e faleceu. Hoje, ele conta que aquele episódio acelerou seu amadurecimento, com a perda de um amigo querido e o medo que sentiu durante as cirurgias que enfrentou. Ele percebe aquele momento como o primeiro em que Jesus o carregou no colo. Deus reservava-lhe planos maiores.

Paulo sempre foi o melhor amigo dos irmãos e até hoje é uma referência para eles. Fernanda, sua irmã mais nova, conta que ia para o quarto dele quando sentia medo e os pais não estavam em casa! Outra coisa que compartilhamos é a prática da fé: desde o começo do nosso namoro, íamos juntos à missa, na Capelinha da Igreja São Pedro e São Paulo. A Igreja de madeira sempre foi nosso refúgio, onde conseguíamos sentir a proximidade de Deus.

Em 1987, o Paulo perdeu a sua avó. Durante um exame médico, vovó Guiga teve um ataque cardíaco e infelizmente não resistiu. A perda repentina da dona Guiomar trouxe um período de luto intenso na família, e acompanhá-lo naquele momento fortaleceu e amadureceu muito o nosso relacionamento. Nós estávamos namorando fazia menos de um ano, e essa foi a primeira vez que enfrentamos uma situação de adversidade juntos. Desde aquele momento, nossa fé e união nos ajudaram a superar a dor e a incerteza. Eu não sabia o quanto isso seria importante para nós no futuro.

Sempre companheiros, nós valorizamos cada detalhe do nosso relacionamento com muito carinho, com a preocupação de demonstrar amor através de pequenos gestos e ações. Em 1988, Paulo fez outra viagem com a família, dessa vez para a França. Como nosso relacionamento já estava mais maduro, em vez do ciúme que costumava sentir, fiquei muito feliz ao saber que ele passaria um tempo com os pais e irmãos — ainda mais depois da perda da vovó Guiga!

Minha mãe sempre teve o hábito de esconder alguma surpresa na mala das pessoas quando elas viajam. Como ajudei Paulo a arrumar suas coisas, decidi imitá-la e esconder um presente na sua mala, para que ele se lembrasse de mim durante a viagem. Quando chegou à estação de esqui de Courchevel, ele encontrou escondido entre os casacos um ursinho de pelúcia e uma carta minha. Essa foi a maneira que encontrei de me fazer presente naquela viagem.

Apesar de todas as nossas semelhanças, eu e Paulo sempre tivemos temperamentos muito distintos. Enquanto ele é mais sério e introspectivo, eu sempre fui mais comunicativa, curiosa e falante. Com os anos de convivência, fomos aprendendo com nossas diferenças: enquanto eu amolecia um pouco o seu jeito reservado, ele me ensinava a encarar algumas coisas com mais seriedade.

Contudo, a grande marca registrada do nosso relacionamento sempre foi o companheirismo em todas as áreas de nossas vidas. Nós costumávamos realizar diversas atividades juntos nos finais de semana, e gostávamos muito de praticar esportes — como andar de bicicleta e correr.

Quando começamos a namorar, passei a fazer parte de momentos importantes que Paulo vivenciava com a família. Ele era muito próximo dos irmãos e primos, e adorava passar os finais de semana com eles na casa do Dr. Fernando, na praia da Baleia. Logo pela manhã, nós íamos para as ilhas em um barco de alumínio chamado *Rebel*, que enfrentava corajosamente as ondas com seu motorzinho de popa de 25HP. Paulo sempre adorou pescar e, naquela época, conhecia todas as tocas de lagosta da região. Enquanto eu manobrava o barco, ele mergulhava para pescá-las, além de me ensinar a encontrar os seus esconderijos.

Na volta dos passeios, a tia Silvia e a vovó Ketty, esposa do Dr. Fernando, nos aguardavam com deliciosos almoços — preparados com muito amor e carinho. Nossas viagens para a praia da Baleia me aproximaram muito da família do Paulo e me permitiram conhecer melhor os meus sogros, além de estreitar minha relação com os meus cunhados. Fernanda, que na época era criança, conta que se inspirava em nós — não apenas por causa das nossas aventuras, mas também porque nos considerava um casal lindo.

Em junho de 1988, meus pais foram para a Bélgica com meus avós, visitar nossos parentes em Mouscron e comemorar as bodas de ouro dos meus avós. Por causa do trabalho, não pude acompanhá-los. Mas, como meu aniversário de dezoito anos estava próximo, minha mãe comprou dezoito presentinhos como uma forma de dizer que eles se lembravam de mim em cada uma das cidadezinhas que visitavam.

Quando finalmente fiz aniversário, ganhei meu primeiro carro e, para testar minhas habilidades como motorista, decidi que queria subir e descer as rampas em caracol do estacionamento do Shopping Iguatemi. Com o apoio moral do Paulo, consegui cumprir essa missão sem nenhum arranhão.

Desde o início do nosso namoro, ele sempre me apoiou e comemorou minhas conquistas. Foi assim quando comecei em meu primeiro emprego e na primeira vez que dirigi meu carro. Desde aquela época, seu companheirismo e lealdade apareciam nas pequenas ações, algo que se mostrou de extrema importância nos desafios que enfrentamos depois de casados!

Como começamos a namorar ainda na adolescência, eu e o Paulo amadurecemos juntos. Enquanto eu estava no meu último ano de magistério, ainda no Mackenzie, o Paulo já havia entrado na Faculdade de Direito do Largo São Francisco, seguindo os passos do avô e do pai. Naquela época ele já trabalhava com a família em um escritório no centro da cidade. Nós sempre tentávamos almoçar juntos, por isso ensinei-o a pegar um ônibus na Praça do Patriarca para me encontrar no Mackenzie. No fim de 1988, passei no vestibular para cursar pedagogia na PUC. Lá, novas amizades se somaram às "mil gentes" e outras tantas coincidências apareceriam no meu caminho.

UM LUGAR, VÁRIAS FASES

Na mesma época em que eu e Paulo começamos a namorar, o pai dele adquiriu um flat na represa do Broa, em São Carlos, e um ski boat, chamado B&B. O barco de madeira foi construído manualmente com uma técnica que não existe mais, além de ter um potente motor V8 de Dodge Charger. Até hoje ele é um dos xodós do Paulo, e fez parte de muitos capítulos da nossa história.

O flat 90/92 tinha dois quartos — um de casal e outro com beliches. No início do nosso namoro, nós íamos para o Broa com a família e com os amigos do Paulo e passávamos o final de semana nos divertindo com o B&B. Como a família do Paulo adorava esquiar na água, decidi que precisava impressioná-los logo nos primeiros finais de semana que lá passamos. Quando eles me contaram que o slalom, modalidade com apenas um ski, era o mais difícil, decidi que seria esse o meu desafio. Perguntei para o Paulo como fazia, pulei na água sem pensar muito e, quando vi, estava de pé no ski. Paulo conta que eu fui a primeira pessoa que ele viu conseguir sair da água de primeira com o slalom, sem tomar nenhum tombo!

A partir daquele dia, o slalom ganhou um lugar muito especial no meu coração: não apenas por causa da minha conquista, mas porque eu conseguia ver a felicidade no rosto do Paulo todas as vezes que fomos juntos para o Broa, colocamos o B&B na água e passamos o dia praticando o esporte que tanto amávamos.

Quando fizemos dezoito anos, agora motorizados, passamos muitos sábados esquiando na represa do Broa. No som do Passat Pointer do Paulo, escutamos os clássicos da nossa época, com fitas de Simon & Garfunkel, Dire Straits e Supertramp. Dormir sozinhos? Nem pensar! Meu pai nos obrigava a pegar duas horas de estrada de volta para São Paulo no final do dia. Para nós isso não tinha o menor problema, pois aquelas horas nós usávamos para nos aproximar ainda mais e conversar sobre a vida um do outro.

TEMPO DE CONSTRUIR

Quando entrei na PUC, logo me apaixonei pelo curso de pedagogia. Eu sentia que a experiência acadêmica seria um novo salto em minha vida profissional. Aliada com a minha experiência no CRIS, essa seria a marca de uma nova fase na realização do meu sonho de ser professora. Além disso, o novo ambiente era terreno fértil para eu cultivar o meu principal hobby: fazer amigos!

Minha primeira amiga na PUC foi a Chris. Como éramos da mesma turma e compartilhamos o mesmo nome, formávamos a dupla da Chris Loira (eu) e a Chris Morena (ela). Além do nome, a Chris também namorava um rapaz chamado Paulo, que também cursava direito!

Outra grande amiga que fiz na PUC foi a Silvia. Durante uma viagem que fizemos juntas para Bariloche, tive a oportunidade de conhecer toda a sua turma e descobri que ela tinha sido colega do Paulo no primário: as coincidências por vezes até me assustam!

E, por fim, quem completava o nosso quarteto de amigas era a Patrícia, que, além de me acompanhar nos anos de faculdade, foi uma das minhas inspirações para escrever este livro!

Durante os anos em que cursamos pedagogia, nosso quarteto de amigas viveu várias histórias. A experiência como professora no CRIS desenvolveu ainda mais a minha organização, por isso eu era uma referência para elas, com todos os meus cadernos e fichários superorganizados. Além disso, nós mantínhamos a tradição de comer pastel numa feira próxima à PUC. Na sobremesa, tínhamos um ritual: colocar a barra de chocolate branco Laka no bolso da calça jeans e comer apenas quando já havia derretido!

Uma das partes mais legais da nossa amizade foi o fato de termos apresentado nossos namorados, que se tornaram grandes amigos entre si! O Mário, namorado da Silvia, e o William, namorado da Patrícia, logo se tornaram amigos do Paulo, namorado da Chris — e do meu Paulo. Por isso era muito comum viajarmos juntos. Quando me casei com o Paulo, a Chris e o namorado dela foram nossos padrinhos, da mesma forma que eu e o Paulo fomos padrinhos deles! Até hoje o Paulo (meu marido) mantém a amizade com os maridos das minhas amigas!

E, mesmo depois de nos formarmos na PUC, nosso quarteto nunca se separou e outras tantas coincidências aconteceram. A Fernanda, primeira filha da Silvia e do Mário, nasceu no dia 19 de junho — dia do meu aniversário! Já as filhas da Patrícia estudaram na mesma escola que meus filhos, e por muito tempo dividimos a tarefa de levar e buscar as crianças no colégio. Os filhos da Chris e do Paulo também estudaram na mesma escola dos meus filhos, e nossas filhas fizeram a mesma faculdade de direito — inclusive indo viajar juntas para uma competição no Tribunal Penal Internacional de Haia, na Holanda! Foi muito legal ver os nossos filhos juntos!

SIM PARA A VIDA

Em 1991, após um jantar romântico no restaurante Jardim de Napoli, Paulo me pediu em casamento. Como já namorávamos havia mais de quatro anos, já sabíamos que o nosso maior desejo era passar o resto da vida juntos. As famílias, unidas por tantos anos, organizaram uma festa de noivado na casa dos meus sogros para formalizar o pedido. Além dos nossos amigos, dos nossos pais e dos irmãos do Paulo, os nossos sete avós participaram do jantar de noivado. A vovó Beth colocou em prática suas habilidades com o crochê para fazer cada um dos lencinhos que seriam colocados ao redor dos docinhos servidos na festa. Como a religião era muito presente em ambas as famílias, também convidamos para a celebração um padre, chamado Dom Rodolfo, e uma freira, chamada Irmã Trindade, para abençoar o primeiro passo da nossa união.

A formatura do Paulo aconteceu em 1992 — uma semana antes do nosso casamento. Eu estava totalmente focada nos preparativos da celebração. Como sempre havia sonhado com o dia do meu casamento, escolhi para fazer o meu vestido de noiva o famoso ateliê do Junior Santaella, que, com seu talento e glamour, arquitetou uma linda peça, com mangas compridas, todo rendado, acompanhado do véu e de um buquê de lisianthus. Ele também fez os vestidos da minha mãe, da minha avó e da tia Silvia!

A minha ansiedade era tanta que preparei um calendário vertical contendo os dias que faltavam para a data do casamento. A cada dia que passava, eu arrancava uma folha do calendário, que diminuía conforme a minha ansiedade aumentava.

O meu casamento com o Paulo foi o dia mais feliz da minha vida. Lembro da minha emoção ao entrar na igreja, de braço dado com meu pai, e da felicidade de saber que, ao percorrer o tapete vermelho, cada passo me aproximava do meu grande amor! Quando o Paulo me recebeu no altar, seu sorriso confirmou que ali estava o meu guardião, amigo e protetor. Escolhemos como padrinhos de casamento as pessoas que tinham sido protagonistas em nossa história. No dia 15 de dezembro de 1992, nós dissemos "sim" para o amor que sentíamos um pelo outro. Dissemos "sim" para o caminho que, a partir daquele momento, percorreríamos juntos.

Depois da cerimônia religiosa, seguimos para a nossa festa, no Buffet França, onde pudemos dividir aquele momento com todas as pessoas que amávamos. Ao som de "Nessun Dorma", cantada pelo Maestro Carlos, senti a alegria de poder segurar a mão de Paulo. Todos os protagonistas da nossa história até aquele momento estavam lá, como testemunhas do nosso amor! A festa foi animada e inesquecível, com direito a tarantelas italianas e *can can*. A família e os amigos comemoraram não apenas aquele evento, mas uma história que havia começado, literalmente, na maternidade!

LUA DE MEL

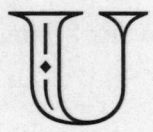

Um dia após a festa, partimos para a lua de mel. Escolhemos como destinos a França e a Itália — que representavam as raízes de nossas famílias: os Battistella pelo lado do Paulo, e os Destailleur do meu querido avô. Para mim, essa viagem foi a realização de um sonho, pois eu estaria pela primeira vez na Europa, conhecendo o país de origem do vovô Marcel ao lado do meu marido.

O primeiro destino foi Paris. Fiquei emocionada ao ver os parisienses falando a língua que estava tão habituada a ouvir nos jantares na casa dos meus avós. Igualmente emocionante foi poder visitar todos os pontos turísticos da cidade ao lado de Paulo. E, seguindo o conselho de minha avó Beth, todos os dias, no café da manhã, nós nos deliciávamos com os *pains au chocolat* parisienses.

De lá, fomos para a Itália, onde fomos surpreendidos com um lindo presente de uma amiga da minha sogra, chamada Liliana. Como conhecia pessoas que trabalhavam em uma rede de hotéis na Europa, ela nos deu a estadia em suítes incríveis. Em Roma, quase caímos para trás quando vimos as acomodações do Hotel Excelsior: que luxo! Além de caminhar pelas românticas ruelas da cidade, Paulo me levou para jantar no restaurante Alfredo, onde comemos o tradicional *fettuccine* — preparado na nossa frente. Aconselhados pela minha sogra, também tomamos café na doceria Rosati, na Piazza Del Popolo, além de visitar todos os monumentos e igrejas da cidade eterna.

Quando chegamos em Veneza, o Hotel Danieli nos presenteou com um passeio naqueles românticos barcos de madeira até a ilha de Murano, famosa por seus cristais e vidros artesanais. Após conhecer o processo secular de fabricação das peças, percebemos que, na verdade, a "cortesia" do hotel não passava de uma parceria com os vendedores da ilha, que tinham itens avaliados em milhares de dólares à venda. Compramos um cavalinho de cristal — que decora a cristaleira de nossa casa até hoje. Com certeza não fomos os melhores clientes da ilha...

Como passamos o Ano-Novo em Veneza, o hotel também nos perguntou se gostaríamos de participar da comemoração que aconteceria na cobertura. Prontamente, o Paulo aceitou o convite. Após desligar o telefone, eu o questionei: "Paulo, você já imaginou o preço disso?". Sem pensar duas vezes, ele ligou para a recepção e cancelou a nossa participação na festa. O nosso primeiro Ano-Novo juntos foi celebrado em um simpático restaurante veneziano, que tinha muito mais a nossa cara! Durante a comemoração, fizemos amizade com outro casal, que, coincidentemente, também tinha o sobrenome Bueno. Brincamos: *Tutti Bueno!*

A última etapa de nossa lua de mel foi em uma estação de esqui, na fronteira entre a França e a Suíça, em Val d'Isere. Eu, que pouco havia esquiado na vida, tinha todos os motivos para estar ansiosa, mas, como estava acompanhada do Paulo, sabia que não teria dificuldades. A metodologia que ele utilizou para me ensinar a esquiar na neve foi semelhante à utilizada para me ensinar a esquiar na água. Com seu jeito objetivo, ele desceu na minha frente e, aos pés da montanha, gritou: "Pode vir, estou esperando!". Apesar do choque inicial, fiquei confiante e, assim como tive sucesso na primeira vez fazendo slalom, me saí muito bem na minha experiência na neve!

Quando voltamos para o Brasil, mais uma surpresa: nossas mães haviam arrumado todo o apartamento que ganhamos do meu pai, onde começamos nossa vida de casal juntos. Os lençóis novos na cama e o café da manhã que encontramos eram dignos dos sofisticados hotéis pelos quais passamos. Mas o melhor da nova casa veio com o gostinho brasileiro e aquele tempero que não se encontra em nenhum lugar do mundo: o amor.

4

OS PRIMEIROS PASSOS DA MINHA FAMÍLIA

ANO NOVO, VIDA NOVA

O ano de 1994 foi um dos mais especiais da minha vida. Em janeiro, comemorei meu aniversário de um ano de casamento na Califórnia, e, como presente, o Paulo decidiu me dar um relógio. Quando chegamos em Los Angeles, encontramos exatamente o modelo que eu queria, mas, como a pulseira precisava de ajustes, o vendedor nos recomendou que o deixássemos na loja e seguíssemos a viagem. Ele se encarregaria de enviá-lo para onde estivéssemos nos EUA.

A viagem de carro pela famosa Highway 1 nos proporcionou lindas fotografias, com paisagens do oceano Pacífico. Quando chegamos em São Francisco, recebemos uma ligação do pai do Paulo alertando-nos de que havia ocorrido um terremoto em Los Angeles e que deveríamos voltar imediatamente para o Brasil.

Tínhamos apenas 23 anos e não demos muita importância para a ligação. Além disso, eu estava com muita vontade de assistir ao musical *O fantasma da ópera*, que estava em cartaz na cidade. Simplesmente ignoramos a recomendação do tio Fernando e seguimos aproveitando a nossa viagem!

A etapa seguinte seria em uma estação de esqui, nas Montanhas Rochosas. Quando chegamos lá, decidimos ligar para o vendedor da loja de relógios para saber sobre o ajuste da pulseira. Foi apenas nesse momento que percebemos a gravidade do que havia se passado em Los Angeles. O vendedor nos contou, aos berros, que a loja estivera no epicentro do abalo sísmico de Northridge — causa da morte de 57 pessoas e até hoje um dos mais marcantes da história da Califórnia. Para não complicar as coisas, pedimos o reembolso do valor do relógio e decidimos comprá-lo no Brasil mesmo.

Quando retornamos, já prestes a fazer 24 anos, decidi que queria realizar o meu maior sonho: ser mãe. No final de março tive meus primeiros sinais e, na companhia de minha mãe, descobri que estava grávida. Nós optamos por não saber o sexo do bebê, mas não perdemos a oportunidade de nos divertir com as previsões dos nossos parentes. Os métodos de adivinhação eram os mais diversos, e muitas pessoas afirmavam que, pelo formato da minha barriga, seria um menino! Meu pai foi o primeiro a afirmar categoricamente que seria uma menina, a Gabriela! Mas já havíamos definido os possíveis nomes do bebê: Felipe ou Carolina. Por dentro, eu torcia para que fosse a menina dos meus sonhos!

Durante a espera, eu e minha mãe adorávamos ver lojas de roupas, brinquedos e utensílios para o bebê. Um dia, encontramos um lindo macacão rosa e ficamos encantadas! Nós havíamos optado por fazer um enxoval com cores neutras, para que pudesse servir tanto para um menino quanto para uma menina. Apesar do enorme desejo, optamos por não comprar o macacão... frustradas, entramos no carro, mas, trocando olhares, percebemos que estávamos pensando exatamente a mesma coisa. Sem dizer nada, voltamos para a loja!

O mistério permaneceu até o dia do nascimento. Na sala de espera da maternidade, a Sofia, minha cunhada, ao ouvir o chorinho que vinha do berçário, deu um ultimato para meu pai:

— Tio Sylvio, e então? Ainda tem certeza de que é uma menina?

— Certeza absoluta!

Quando abriram a persiana da maternidade, lá estava o Paulo com a Carolina no colo. O dia 31 de dezembro de 1994 marcou não apenas a chegada do Ano-Novo, mas o nascimento de uma menina linda e perfeita — e a realização do meu maior sonho.

PAIS DE PRIMEIRA VIAGEM

O nome Carolina foi escolhido para nossa primeira filha em homenagem aos meus pais, que seriam seus padrinhos. Esse seria o nome da irmãzinha que eu nunca cheguei a ter. O posto de avós e padrinhos logo rendeu os apelidos de *vodrinha* e *vodrinho* para os meus pais.

Eu e o Paulo não poderíamos ter escolhido melhor! Assim como eu e meu avô Marcel sempre tivemos uma ligação muito forte, a Carolina sempre foi a menina dos olhos dos meus pais, e eles, um grande porto seguro para ela. Ainda que de uma maneira diferente, meus pais puderam ter a sua Carolina, comprovando que o amor de Deus às vezes nos tira as coisas com uma mão para nos dar de volta com a outra...

Como primeiro mimo para sua nova afilhada, minha mãe preparou uma supercoleção de casaquinhos e sapatinhos de tricô, que logo se tornaram sensação entre as enfermeiras. Na maternidade, elas trocavam as roupas da bebê duas vezes por dia para que ela pudesse usar todas as peças, e diziam: "Essas roupinhas são muito lindas, ela precisa desfilar".

Pais de primeira viagem, eu e Paulo acreditávamos estar preparados para encarar qualquer desafio na criação da Carolina. Para a nossa surpresa, logo nos primeiros dias em casa ela começou a chorar muito, e nós, que aparentemente estávamos fazendo tudo certo, não conseguíamos entender o motivo. Quando a levamos ao pediatra, o diagnóstico foi que a bebê estava com fome. Na mesma época, meu leite pareceu sumir e, em vez da amamentação, tivemos que suplementar. Fiquei arrasada, pois sentia que estava falhando na minha missão e sonho de ser mãe.

Além do nosso pediatra, tínhamos outro reforço nos cuidados com a Carolina: a dona Filhinha, que era amiga da minha sogra e conseguia acertar os mais complexos diagnósticos, além de receitar misturas e ervas certeiras como tratamento. Até alguns médicos contavam com os conhecimentos específicos dela na hora de indicar tratamentos. Com uma receita da dona Filhinha, passei a tomar uma mistura que fez meu leite voltar e, para a minha alegria e da Cacá, consegui amamentar por vários meses.

O nascimento da Carolina mostrou que a minha verdadeira vocação era ser mãe. Cada dia que passava cuidando dela era uma alegria para mim, e eu, do meu jeito organizado e sistemático, me aprimorava a cada nova experiência. Decidi interromper minha carreira como professora após o nascimento dela para poder me dedicar exclusivamente aos cuidados da minha bebê.

Afinal de contas, esse sempre tinha sido o meu sonho e eu o vivi intensamente com minha primeira filha.

Quando ela deu os seus primeiros passos, com um ano e um mês, descobri que estava grávida de novo. Eu e Paulo nos empolgamos ao saber que teríamos outro bebê. Mas foi a Carolina quem mais se animou com a novidade...

O DOM DE RECONSTRUIR

Logo nos primeiros meses do nosso casamento, Paulo resolveu reformar um Alfa Spider 1974. Ou melhor, ele resolveu comprar um monte de peças soltas e uma carcaça velha que, segundo ele, se transformaria em um lindo Alfa. Confesso que fiquei assustada na primeira vez que ele me levou na oficina para ver o carro.

Depois de quase um ano de trabalho, muitas idas e vindas à oficina e um bom dinheiro (até hoje ele nunca me disse o total), o carro finalmente ficou pronto. Em nossa viagem para Los Angeles compramos as últimas peças que faltavam.

Além da diversão que essa experiência nos proporcionou, não posso negar que isso me fez conhecer um lado do meu marido que eu nem imaginava: conseguir visualizar um carro lindo onde muitos enxergam apenas uma lata-velha é um dom. A paciência e a dedicação do Paulo, que acompanhou cada etapa do processo, me fizeram perceber que o espírito de transformação é parte da sua essência. Essa característica sempre o definiu muito bem, tanto no trabalho quanto na sua função como pai!

O resultado dessa aventura foi um lindo Alfa Spider 1974, vermelho e novinho — exatamente como ele havia visualizado!

PEQUENO CAMPEÃO

A descoberta da minha segunda gravidez foi uma alegria para toda a família! A Carolina estava muito ansiosa para ganhar um irmãozinho, apontando para a minha barriga a todo momento. Mas ela não era a única empolgada com a notícia: quem também estava contente era a vovó Beth — que, na época, estava batalhando contra um câncer. Ela afirmava categoricamente que seria um menino:

— *Je pense que c'est un garçon!*
— Mas como a senhora sabe disso, vovó Beth?
— Alguma coisa me diz, *ma chérie*! Tenho certeza! Será um menino...

Infelizmente ela faleceu em maio de 1996 e não chegou a ver confirmada sua profecia: era mesmo um menino!

Logo antes do aniversário do Paulo, em setembro, nós mudamos de apartamento. Eu, já de barrigão, me preparava para receber o segundo filho. A nova casa era perfeita: um pouco maior, perto dos meus sogros e do lado da escola na qual queríamos colocar as crianças no futuro, no Morumbi. Aquele se tornaria o nosso lar: o lugar que escolhemos para criar nossos filhos e viver nossas vidas.

Decidimos que o nosso segundo filho iria se chamar Marcelo, em homenagem ao seu futuro padrinho — o irmão do Paulo. Sabíamos que nele nosso filho teria um porto seguro e um grande exemplo a ser seguido. Para madrinha, escolhemos a Fernanda, a única irmã de meu marido, que na época tinha dezessete anos. Sua forte ligação com o Paulo durante a infância, sua criatividade e seu alto astral a tornavam a madrinha perfeita para o nosso pequeno.

Enfim, o tão esperado momento chegou! O parto estava marcado para o dia 30 de outubro de 1996 — data que aguardávamos tão ansiosamente. Contudo, as dores que eu sentia naquela tarde não se comparavam às contrações que experimentara antes. O parto do Marcelo foi completamente diferente do que esperávamos: havia algo de errado. O bebê nasceu, mas não chorava.

O silêncio assustou a todos. Rapidamente, os médicos o levaram para fazer uma aspiração. Eu fui levada para o quarto enquanto o Paulo deu um pulo em casa para tomar um banho. Por algum motivo, não me devolveram meu bebê. A agonia crescia a cada instante, e meu coração inquietava-se cada vez mais.

Quando o Paulo voltou ao hospital, foi prontamente abordado pelo médico:

— Paulo, a coisa não está boa. Preciso que você se sente.

— Mas o que foi, doutor?! Meu filho está bem?! Está tudo bem com a Chris?!

— A Chris está bem, está no quarto descansando...

— E o Marcelo?! O que tem com ele?!

— Paulo, a situação é grave. Ele não está respirando direito.

Tentando manter a calma e o autocontrole, ele respirou fundo e perguntou:

— Doutor, o que está acontecendo?

— Nós não temos certeza, Paulo. Suspeitamos de três possibilidades: ele pode ter engolido o mecônio ou estar com pneumonia intrauterina. A terceira hipótese é estar com membrana hialina.

A conversa se desenrolou tensa no corredor.

— Então, o que podemos fazer, doutor? Tem cura?

— Tem cura sim, Paulo. O tratamento, para os três casos, é o mesmo. Mas tem uma coisa: nós só podemos ministrar três doses do remédio.

— E se não funcionar? Não serve uma quarta dose?

— Nesse caso, seria impossível a quarta dose. Vamos torcer para funcionar!

— E se não funcionar...

— Receio que não tenhamos alternativas.

Enquanto isso, o pequeno estava na UTI, entubado. Tio Fernando estava ao lado de Paulo naquele momento e, assim que o médico os deixou a sós, perguntou:

— Paulo, você não vai contar para Chris, certo?

— Claro que vou, pai. Eu vou contar e vou contar agora.

A verdade é que, na nossa família, sempre encaramos as dificuldades e obstáculos unidos. Paulo logo me contou.

— Chris, não vou mentir para você: a situação está feia.

— Mas o que foi, amor? Qual é o problema?!

— É o Marcelo.

— O que ele tem, amor?

— Podem ser algumas hipóteses que o doutor falou. Tem remédio para todos os casos. Mas só temos três chances. A medicação tem que funcionar!

A maioria dos bebezinhos que estavam em observação era prematura, por isso o Marcelo se destacava pelo tamanho e vigor físico: era o maior bebê da UTI. Ele logo foi apelidado de Tigrão pela equipe que cuidava do setor.

Confiantes, começamos o tratamento. Os médicos aplicaram a primeira dose do remédio. Por breves instantes, senti um alívio: se tem remédio, tem cura! Eu tinha certeza de que meu bebê logo estaria em casa, sendo cuidado por nós. Pensava na Carolina, ansiosa para conhecer o irmãozinho. Pensava em tê-lo nos meus braços, na nossa casa dos sonhos. Mas, apesar da nossa grande esperança, a primeira dose não fez efeito. Deram a segunda dose e, para a nossa aflição, também não deu certo. Estávamos todos com a respiração suspensa: era a última chance.

Antes da aplicação da terceira dose, o Paulo foi almoçar em casa e, no caminho de volta ao hospital, viu uma senhora vendendo rosas. Apesar de não estar habituado a me dar flores, naquele dia específico, sem entender bem o porquê, alguma coisa impulsionou seu coração para comprar aquelas rosas. Quando o vi chegar, senti uma tranquilidade que, de alguma forma, acalmou minha alma.

Logo em seguida, o médico entrou no quarto:

— Chris, aplicamos a terceira dose. Boa notícia: o menino está reagindo!

O Má precisou ficar mais alguns dias hospitalizado antes de finalmente ter alta, sendo liberado para conhecer o lar que preparamos com tanto carinho para sua chegada. Só Deus sabe a ansiedade que senti naqueles dias até ouvir a boa notícia. Até hoje Paulo me diz que essa foi a vez que mais chorou em toda a sua vida. Mais do que nunca, tive plena certeza: milagres acontecem.

A FÉ E A CURA

No dia em que o Paulo comprou aquelas rosas para mim, na hora de maior aflição das nossas vidas, ele não tinha a menor ideia da história e dos milagres de Santa Teresinha do Menino Jesus. Quando pedidos são feitos em seu nome, de uma forma ou de outra, ela enviará rosas como um sinal de que estão prestes a serem atendidos. E, a bem da verdade, estávamos todos unidos em oração naquele momento, confiantes na intercessão da Santa.

O padrinho do Marcelo levou uma imagem de Santa Teresinha para o hospital. Ele mesmo tinha sido um sobrevivente daquela doença quando nasceu e, agora, via seu afilhado enfrentando uma situação idêntica. No coração, tinha a fé de que, assim como ele havia se salvado, o bebê também iria ficar bem.

Nossa corrente de orações e amor contava ainda com a tia Silvia e a Fernanda, que estavam firmes rezando a Novena das Rosas de Santa Teresinha, sem que ninguém soubesse, enquanto tudo acontecia.

Para além das coincidências, o aniversário da minha sogra havia sido três dias antes do nascimento do Marcelo e ela havia ganhado de presente, com algum atraso, uma linda caixinha de rosas, que, por algum motivo, levou para mim no hospital. Ainda que sem perceber conscientemente naquele momento, hoje vejo com clareza que recebi rosas de várias pessoas, mostrando que Santa Teresinha nos concedia a sua graça.

O nascimento do Marcelo foi a primeira grande experiência real do poder transformador de Deus nas nossas vidas. Diante de uma dificuldade enorme, nossa insignificância salta aos olhos, e nessa hora a entrega dos nossos problemas, dificuldades e preocupações nas mãos d'Ele é a maior demonstração da nossa fé.

Hoje, devotos de Santa Teresinha e rezando com frequência o Terço da Divina Misericórdia, ao pensar nos três pedidos que a oração nos convida a fazer, nos lembramos daquelas três doses do remédio na maternidade. E da certeza de que milagres acontecem!

SANTA TERESINHA DO MENINO JESUS

Santa Teresinha do Menino Jesus nasceu em Alençon, França, no dia 2 de janeiro de 1873. Criada em um lar católico, decidiu logo cedo que, assim como suas irmãs, iria entrar para o convento. Quando fez sua primeira comunhão, aos onze anos, devotou-se a Nossa Senhora, com o firme propósito de rezar todos os dias a oração "Lembrai-Vos".

Decidida a entrar para o convento, visitou o Papa Leão XIII em Roma e, durante uma audiência, conseguiu a autorização do pontífice para entrar no claustro. Aos quinze anos, tornou-se carmelita em Lisieux.

Nos anos que viveu no claustro, Santa Teresinha desenvolveu a filosofia do "Pequeno Caminho", que, nas palavras dela, "reconhece nossa própria insignificância para nos abandonarmos, como crianças, nos braços de Deus". Oferecendo cada pequena ação do seu dia ao Senhor, ela desenvolveu uma nova forma de viver a fé católica.

Entrou para o céu no dia 30 de setembro de 1897, com apenas 24 anos, vítima de uma tuberculose. Suas últimas palavras foram "Meu Deus, eu te amo". Foi canonizada em 17 de maio de 1925.

Santa Teresinha prometeu que "passaria o seu céu derramando uma chuva de rosas sobre a Terra". Para a minha família, essa chuva de rosas veio durante o nascimento do Marcelo, meu segundo filho, que se salvou graças à Sua intercessão. Depois deste episódio, criamos uma enorme devoção por essa santa em nossa família, além do grande carinho pelas rosas, símbolo das Graças que Deus derrama sobre nós!

IRMÃOS CAMARADAS

A alegria com a recuperação do Marcelo contagiava a todos, mas alguém na casa nova estava muito mais ansiosa. Carolina, que tinha um ano e dez meses, queria conhecer o irmãozinho. Já tinha ido me visitar no hospital, com um pequeno buquê de flores arrumado pela minha mãe, e ganhado uma baleia inflável, que dissemos que era um presente dele. Mas a pequena não se conformava que eu já tivesse voltado para casa e o bebê ainda não.

Nesses dez dias a mais que ele ficou internado, eu passava uma parte do tempo com a Carolina e ia de manhã e à tarde na maternidade para amamentá-lo. Foram meus primeiros dias aprendendo a me dividir entre dois filhos. Quando o Marcelo finalmente teve alta, a felicidade foi geral. Apesar de a Cacá não ter ficado com ciúme, eu tive uma ideia para ajudá-la a entender que agora ela teria que dividir minha atenção com o bebê: comprei uma boneca com todos os apetrechos — fraldas, trocador, banheirinha. Quando eu fazia qualquer coisa para cuidar do Marcelo, ela fazia igualzinho com o bebê dela. Eu dizia: "Eu cuido do meu e você cuida do seu", e ela ficava toda feliz.

Paulo diz que eu fui uma supermãe. De fato, a minha dedicação às crianças era total. Nos meus poucos momentos de autocuidado, contava com a minha personal trainer, a Suseti, que se tornou uma das minhas melhores amigas. Ela também tinha dois filhos — um pouco mais velhos do que os meus —, e, durante nossas aulas, conversávamos muito sobre eles!

Um pouco depois da mudança, encontrei um lugar que se tornou uma segunda casa para mim: o salão de beleza JJ, localizado bem perto da nossa casa. Eu passava as tardes de sexta-feira lá, cuidando das unhas e dos cabelos, e, com o tempo, construí uma segunda família com as pessoas que lá trabalhavam — em especial o Júlio, meu cabeleireiro e irmão de coração.

Quando as crianças cresceram um pouco, começou a fase da escolinha. A Cacá foi primeiro, com quatro anos, mas não gostava muito no começo. Nossa tática era chegar bem em cima da hora da entrada para que ela não chorasse. Ela só se acostumou a ir para a escola quando começou o pré-primário, no Colégio Porto Seguro.

Já o Marcelo, inspirado pela irmã, quis começar mais cedo. Ele adorava o maternal e, às sextas-feiras, dia em que eu estava no cabeleireiro cuidando de mim, era minha mãe que o levava para a escola. Eles tinham um ritual quando chegavam: ele cruzava os dedinhos para encontrar uma vaga para estacionar, e assim ela conseguia levá-lo com calma até a porta. E não é que dava certo? Eles sempre achavam um lugarzinho para o carro.

5

UMA VIDA A SER VIVIDA

DELÍCIAS DA INFÂNCIA

As lembranças da infância dos meus filhos cobrem álbuns de fotografia da família. Nas festas juninas, eu e minha mãe pintávamos os rostos das crianças, costurávamos remendos nas calças jeans e enfeitávamos os chapéus. O Paulo brincava que, quando elas crescessem, nunca mais iríamos a uma festa junina. Eu aproveitava as festas para comer churros e quitutes tradicionais, enquanto acompanhava de perto o crescimento dos meus filhos. Paulo nunca vai admitir, mas tenho certeza de que ele também sente falta daqueles dias.

Quando as crianças estavam mais crescidas, fizemos uma viagem inesquecível com meus pais para os EUA. Incluímos no roteiro uma viagem no navio da Disney, que nos levou até uma ilha no Caribe, acompanhados por toda a turma do Mickey Mouse.

Quando visitamos os parques em Orlando, eles compartilhavam um carrinho, e manter a paz entre os dois era uma missão impossível. Incentivado pelo avô, Marcelo adorava ver os mapas, e os abria na cara da Carolina, sem o menor cuidado. Ela se irritava e descontava nele. Assim como fazia comigo no sítio do meu avô, meu pai estava sempre pronto para corrigir os netos. Eu consegui um caderno de autógrafos para as crianças e, quando avistávamos os personagens dos filmes, corríamos atrás deles para pedir suas assinaturas. Para mim, foi uma emoção vê-los vivendo aquela fantasia.

Os meus pais também aproveitaram muito a viagem. A Cá e o Má são seus únicos netos, e poder se divertir com eles em uma viagem foi a realização de um sonho. Todos os dias, quando voltávamos para o quarto do hotel, a Carolina se escondia no casaco da *vodrinha*, que ela chamava de "cabaninha". Já para o meu pai, nos acompanhar no navio foi uma prova de amor. Ele sempre ficava enjoado em embarcações, e dessa vez não foi diferente. No momento em que o navio zarpou, ele já estava no quarto enjoado. No primeiro dia, durante o jantar, as crianças também ficaram enjoadas. Primeiro foi a Carolina, que foi acudida pela minha mãe. Depois tive que socorrer o Marcelo. Em vez da nossa companhia, Paulo teve que terminar o jantar acompanhado pelo Pato Donald e o Pateta! Até hoje damos risada dessa história.

Em 2001, decidimos levar as crianças para o Club Med em Itaparica. Além do cenário incrível da praia e do céu azul da Bahia, o hotel tinha atrações para toda a família. Eu, que sempre fui apaixonada por esportes, fiquei encantada com o trapézio e aprendi acrobacias aéreas que jamais imaginei que faria. Já as crianças passavam o dia no Mini Club, um ambiente cheio de atividades infantis.

Apesar da nova fase na vida, casada e com filhos, eu nunca perdi minha característica principal: gostar de conhecer "mil gentes". No Mini Club, as crianças fizeram amizade com dois irmãos, chamados Gabriela e Daniel. Enquanto isso, eu, na fila do trapézio, conheci uma moça chamada Daniela, que logo me apresentou para o seu marido, César. Ela era linda e ele rapidamente se mostrou uma das pessoas mais divertidas que eu e Paulo conhecemos. Dani e César eram os pais da Gabi e do Daniel. Logo surgiu uma grande amizade entre as nossas famílias. Antes de voltarmos para São Paulo, combinamos de alugar uma casa em Angra para passar o Ano-Novo juntos.

UMA NOVA FASE PARA O BROA

Com o nascimento das crianças, o destino oficial da família Bueno, o Broa, entrou em uma nova fase. Carolina e Marcelo trouxeram outros significados para o Flat 90/92 e novas memórias foram criadas naquele cenário, que já guardava uma parte tão importante da nossa história.

Como muitas famílias frequentavam a represa, o clube tinha um centro recreativo onde as crianças podiam fazer novos amigos e se divertir. Passamos incontáveis manhãs na piscina brincando com nossos filhos. Quando Má era pequeno, adorava animais, e o Broa tinha um pequeno zoológico, com animais silvestres brasileiros. Nós íamos em família ver os tucanos, as araras e até mesmo um casal de harpias que ficavam lá! Certa vez, Paulo e Marcelo foram lá de noite para conseguir ver o lobo-guará, que sempre estava escondido! Também aproveitamos muito as cidades próximas da represa. Em Itirapina, íamos a uma sorveteria, e as crianças adoravam tomar o sorvete que deixava a língua azul. Antes de ir embora, sempre parávamos para comer uma pizza em São Carlos.

Mas o que as crianças mais gostavam das nossas idas ao Broa era de aproveitar a represa no B&B, nosso ski boat. Para aproximá-los

> *e fazê-los conhecer o esporte de que tanto gostávamos, Paulo subia no esqui e os levava grudados nas suas pernas enquanto eu dirigia a lancha. Com o pai, eles iam aprendendo aos poucos a segurar a corda, a ficar de pé e a sair da água com o esqui. Nós também tínhamos uma enorme boia que era puxada pelo barco e garantia a tarde de diversão, enquanto os dois não aprendiam a esquiar...*

FAMÍLIA UNIDA

Como eu e Paulo nos casamos muito jovens, com 26 anos já tínhamos dois filhos. Uma das grandes vantagens disso foi que as crianças tiveram a oportunidade de conviver com os avós e bisavós. Além dos momentos com os meus pais e com o vovô Marcel, as crianças sempre se divertiram na casa do tio Fernando e da tia Silvia, apelidados carinhosamente de vovô Tati e vovó Inha.

O lado Bueno da família sempre foi mais agitado. Por causa da família grande, a vovó Inha sempre foi acostumada a ter a casa cheia — e com as crianças não foi diferente. Ela se denominava a "avó da marmelada", e sempre garantia que sua cozinha estivesse repleta de comidas, doces e quitutes que os netos adoravam. O Sérgio, irmão do Paulo, e sua esposa, Sofia, tiveram seus filhos na mesma época que nós. Por isso a casa da avó também era o lugar onde a Carolina e o Marcelo podiam conviver e brincar com a Isabella e o Gabriel, seus primos. Para mim, ver os meus filhos brincando com os primos me lembrava da minha infância no sítio do meu avô Marcel.

Além disso, a casa da vovó Inha era repleta de animais, e tinha um viveiro com araras, tucanos e papagaios. O tio Marcelo sempre aparecia com animais exóticos, como pássaros e iguanas, o que era motivo de diversão para as crianças. O mais importante, porém, foi que os meus filhos tiveram a oportunidade de conviver com o bisavô Cuíco, que morava na casa vizinha, e com o Dr. Fernando e a vovó Ketty, que sempre participavam dos almoços aos domingos na casa da tia Silvia.

Cada um do seu jeito, os dois iam crescendo e se desenvolvendo. Mamá sempre foi mais parecido comigo, extrovertido, cheio de amigos e muito brincalhão. Nós chamamos nosso jeito de ser de "esbugalhado": simples, mas muito feliz. Responsável pelas nossas risadas de todos os dias, ele sempre adorou animais, era curioso sobre a história dos dinossauros e montava castelos e pistas de autorama com o Paulo. Ele também adorava História. Montava exércitos inteiros com seus bonecos e ganhava fantasias para se vestir como eles.

Carolina sempre foi a minha cara: ela me puxou na pele, no cabelo e até na covinha do queixo — que eu sempre achei um charme. Até hoje, quando as pessoas nos encontram, comentam como somos parecidas. Mas, no jeitinho dela, sempre deu para ver o quanto era parecida com o pai: compenetrada, um pouco mais séria e às vezes até brava. Ela sempre soube o que quis — e ai de quem não concordasse! Nós chamamos o jeito de ser do Paulo e da Cacá de "puro-sangue".

As nossas disputas entre esbugalhados e puros-sangues sempre foram muito divertidas. Nos jogos de buraco e tranca, os times já estavam formados: eu e Marcelo contra Paulo e Cacá! Com nosso jeito mais caloroso, eu e Marcelo sempre gostamos de brincar com os "puros-sangues", enchendo-os de beijos e abraços. Mas Carolina e Paulo, apesar de mais sérios, também tinham seu jeito de demonstrar amor. Eram eles que nos acalmavam nos momentos de angústia, além de sempre entregarem tudo de si para nos ver felizes. Mesmo demonstrando de maneiras diferentes, a essência de nossa família sempre foi a mesma: o amor.

UM FATO NOVO

Em 2001, passamos o Ano-Novo com César, Dani e os filhos em Angra dos Reis. Logo depois do réveillon, em um passeio até uma cachoeira, o César percebeu que eu estava arrastando a perna e comentou sobre o fato, chamando nossa atenção. Ele dizia, brincando:

— Buena, para de arrastar essa perna. Tenta andar direito. O que está acontecendo?

Naquele dia, tive bastante dificuldade para voltar do passeio. Aquele comentário do César lembrou-me de que meu pai também havia reparado no jeito como eu estava andando. Por dentro, fiquei um pouco preocupada com os comentários. Mas não achei que seria nada grave.

No retorno a São Paulo, marcamos visita a um médico ortopedista — afinal, achávamos que a dificuldade para andar estivesse relacionada a algum problema na perna. O primeiro diagnóstico foi o de que se tratava de plica, gordura que se forma no joelho e prejudica os movimentos. Fiz algumas sessões de fisioterapia, e, como os sintomas sumiram, não demos mais tanta atenção ao meu joelho ou ao meu jeito de andar. Mas alguns sinais seguiam no nosso caminho, ainda que de forma sutil: eu, que sempre havia sido uma ótima motorista, comecei a raspar as laterais do carro.

Em fevereiro de 2001, vivemos o dia que mudou nossas vidas. Comecei a sentir uma coisa muito estranha com a minha vista — era como se as coisas corressem na minha frente, em movimento. Minha visão começou a ficar duplicada, de um jeito que nunca tinha acontecido antes. Assustada, liguei para o Paulo e decidimos ir imediatamente a um neurologista. Da consulta, o Dr. Lucas[2] nos encaminhou para realizar uma bateria de exames no hospital.

Os resultados da ressonância magnética indicavam que havia manchas com característica desmielinizante na minha cabeça — um dos fatores que confirmam o diagnóstico de uma doença autoimune chamada esclerose múltipla. Falando em termos simples, quando não controlada, a esclerose múltipla desencadeia um processo de surto, no qual o próprio organismo produz anticorpos que atacam as bainhas de mielina dos neurônios no cérebro. Os neurônios desencapados provocam um processo semelhante a um curto-circuito no sistema nervoso. E, a depender da região onde isso ocorre, podem ser comprometidas funções como caminhar, enxergar e movimentar os dedos com precisão. Era exatamente isso que estava acontecendo comigo: eu estava tendo um surto (talvez meu primeiro).

Nesse contexto, o Dr. Lucas me internou por uma semana, iniciando imediatamente a pulsoterapia, um tratamento com doses altas de cortisona, que, segundo o protocolo, estabilizaria o quadro.

Ficamos com o coração na mão! Lembro que o médico nos recomendou não pesquisar sobre a doença na internet, pois as informações e especulações poderiam nos assustar. Nós, que já

---

2   Para preservar a identidade dos profissionais envolvidos na história, alguns nomes foram alterados.

estávamos com medo, fizemos exatamente o contrário... O prognóstico era o pior possível. A esclerose múltipla é uma doença sem cura e, na época, contava com tratamentos meramente experimentais, cheios de efeitos colaterais — sendo a pulsoterapia um paliativo para os momentos de surto. As notícias diziam que, aos poucos, eu perderia todos os movimentos. Em breve poderia estar em uma cadeira de rodas ou até acamada, com a mobilidade muito restrita e as funções motoras e cognitivas comprometidas.

Eu tinha apenas 31 anos e uma doença para me acompanhar pelo resto da vida. Como conseguiria criar minhas duas crianças pequenas? Como iria compartilhar um casamento feliz com meu jovem marido? Como iria conseguir ver meus filhos crescerem, se até a visão poderia perder? Quanto tempo iria poder viver com quem eu mais amo na vida? As dúvidas me atingiam como socos no estômago. Até hoje não consigo descrever ao certo quão horrível foi encarar aquele momento.

Mais uma vez, estávamos diante de uma grande dificuldade, em uma situação sobre a qual não tínhamos absolutamente nenhum controle. Um novo capítulo na história da nossa família se iniciava — um capítulo completamente diferente dos meus planos e sonhos. E a primeira batalha que enfrentamos foi explicar para as crianças tudo o que estava acontecendo. Os dois eram pequenos e eu não queria que se preocupassem comigo. Paulo encontrou uma maneira excelente de explicar para a Carolina e Marcelo tudo o que estava acontecendo conosco naquele momento...

— Nossa família é como um time... E um dos nossos jogadores está machucado. Cada um de nós vai precisar correr um pouquinho mais! Mas, juntos, ainda conseguimos vencer qualquer jogo.

Enfrentaríamos o novo desafio do nosso jeito de sempre: como uma família unida. Conosco, levávamos as armas mais poderosas: a fé e o nosso amor.

AMIZADES VERDADEIRAS

Após a descoberta da doença, fiz de tudo para continuar no modo supermãe. Ser mãe era muito mais do que uma obrigação para mim: era minha vocação, meu propósito. Eu buscava e levava os meninos na escola, alternando músicas religiosas, U2 e ABBA no CD player do carro (eles morriam de vergonha!), comprava pão de queijo e geladinho, levava os dois nas festinhas, organizava as coisas em casa e viajava com Paulo e com eles para o Broa e outros tantos lugares diferentes.

Meu estilo de conhecer "mil gentes" ganhou mais uma geração. Agora, as amizades eram com as mães dos amiguinhos da Cacá e do Mamá na escola. Minha primeira amiga na escola das crianças foi a Paola, que entrou no meu caminho trazendo várias coincidências. Antes de nos tornarmos amigas, ela ia ao mesmo pediatra que eu. A secretária falava para ela: "Olha, acabou de sair daqui uma mãe com duas crianças com as mesmas idades e nomes que os seus — Marcelo e Carolina". Um dia, na saída da escola, quando ainda estávamos nos conhecendo, constatamos esse fato! Daí em diante ficamos mais próximas e passamos a trocar experiências e confidências sobre nossas Carolinas e nossos Marcelos.

Nos eventos da escola, eu também conheci a Miriam, mãe de um amigo do Marcelo chamado Pedro. A Miriam era uma supermulher, trabalhava em um banco e ainda dava conta de cuidar dos filhos. Eu sempre a admirei muito! E acho que ela também via em mim uma grande amiga, dizendo que sou boa ouvinte e tenho um jeito único de segurar na mão e consolar as pessoas quando é necessário.

Uma das minhas maiores qualidades sempre foi a capacidade de unir as pessoas! Uma grande amiga que fiz na escola das crianças foi a Cristina. Fui a primeira amiga que ela fez quando seu filho entrou na escola, e, como adorava incluir novas pessoas nas minhas "mil gentes", eu a apresentei a todas as minhas amigas. Eu também sempre fui muito acolhedora! Quando a Ana Paula, mãe de um amigo do Má, voltou para o Brasil depois de um tempo morando na França, consegui que nossos filhos, que eram velhos amigos, ficassem na mesma sala. A Denise, mãe de uma amiga da Carolina, também se tornou minha amiga após voltar da Argentina. Acho que esse meu jeito de me importar com os outros foi o grande motivo de sempre ter muitas amigas ao meu redor.

Eu adorava a sensação de unir as pessoas e de ter amigas tão queridas por perto! Cada uma de nós tinha o seu jeito e enfrentava seus próprios desafios naquele momento. O meu era o de adaptar meus filhos àquele novo ambiente enquanto me adaptava à notícia da doença. Encontrar minhas amigas na escola era uma alegria e um ponto de apoio importante naquela fase. Fico feliz de manter esses laços e de poder contar com essas amizades até hoje.

UM SONHO REAL

Claro que a minha maior amizade, com o vovô Marcel, continuava mais forte do que nunca, com nossas longas conversas e o grande carinho que nos unia. Em 2002, tive a ideia de preparar uma festa surpresa para ele. Afinal, seriam comemorados seus noventa anos! Para que fosse um evento inesquecível, eu quis chamar toda a família e os amigos que foram importantes em sua vida aqui no Brasil. Organizei a festa com todos os detalhes possíveis e comecei a ter confirmações de presença de todos os lados — vindas até mesmo de outros estados.

Na data de seu aniversário, o plano era surpreendê-lo por completo! Já estava tudo organizado e combinado entre todos. Meu avô estava crente de que sairíamos para almoçar em um restaurante e que, juntamente com meus pais, ele passaria em casa antes, para nos buscar. Quando estavam na frente do meu prédio, minha mãe falou:

— Pai, vamos ter que subir, porque a Chris se atrasou!

— Christine, está tudo bem! Eu espero aqui embaixo! Não quero atrapalhar a Chris!

— Não, pai! Ela disse que está muito atrasada mesmo, vai demorar...

— Ah, sim, sim, neste caso eu subo também... Sabe como é, né? A Chris tem duas crianças, é normal que se atrase mesmo... Vamos lá!

Quando abriu a porta do meu apartamento — que estava inteiro enfeitado —, o vovô Marcel se deparou com todos cantando parabéns. Seus filhos, netos, bisnetos, amigos de longa data. Até as amigas francesas que o meu avô fez quando chegou ao Brasil estavam lá com um grande sorriso. Mas o momento mais marcante da festa foi a chegada do Dr. Fernando. Quando o meu avô viu seu antigo amigo e conselheiro entrando pela porta, levantou-se e, com lágrimas nos olhos, abraçou-o com força. Passou o resto da festa ao lado dele, recordando as histórias de sua vinda ao Brasil.

No fim da festa, o meu avô me abraçou, emocionado. Disse que acreditava estar vivendo um sonho. Ter proporcionado aquele dia a ele foi uma das situações mais gratificantes da minha vida. E confesso que foi muito pouco, comparado a todo o amor que dele recebi!

O DOM DA ACEITAÇÃO

Depois do diagnóstico de esclerose múltipla e do tratamento com pulsoterapia para estabilizar meu primeiro surto, o Interferon foi o primeiro medicamento que tomei. Era um remédio feito para baixar a imunidade — o que pode ser uma ferramenta útil no caso de uma doença autoimune como a minha. Paulo era quem aplicava a injeção diária na minha perna, nos glúteos ou na barriga. Não podíamos repetir a área do corpo, por conta do roxo que era deixado pela aplicação. Paulo se sentia mal ao me ver com todos aqueles hematomas, mas não tinha jeito: era a nossa única opção naquele momento.

Por dentro, comecei a passar por altos e baixos emocionais muito fortes — também um efeito colateral da medicação. Eu me sentia muito desmotivada e injustiçada. Sentia tristeza, muito sono e cansaço. Não à toa, nessa época comecei a me perguntar por que aquilo tinha acontecido comigo.

Apesar das angústias, eu continuava realizando as minhas atividades cotidianas. A vida precisava seguir. Eu levava as crianças nas festinhas, na natação, na escola e no inglês. Mesmo com as dificuldades, eu sempre estava lá para os meus filhos.

A Cacá foi ficando cada dia mais parecida comigo, ainda mais quando usávamos roupas da mesma cor e estampa. Saíamos às sextas-feiras, eu, ela e minha mãe e adorávamos pensar no look de cada evento. Já o Má continuava com o nosso jeito "esbugalhado", com a mesma índole brincalhona, sapeca, sempre buscando fazer amigos. Às vezes esse jeito se refletia em travessuras na escola e éramos chamados pelas professoras e diretoras para falar sobre nosso filho "cheio de energia".

Quando os dois já estavam maiores, minhas dificuldades físicas aumentaram. A perna esquerda ficou com a movimentação muito mais restrita, me forçando a usar uma muleta — o que exigiu adaptações na vida de todos. Isso afetou principalmente uma das coisas que eu mais gostava de fazer: dirigir. Com muita relutância, contratamos um motorista e eu me convenci de que ele me ajudaria apenas guiando o carro, e que eu ainda estaria ali com as crianças, como sempre (desta vez no banco do passageiro). Na medida do possível, não tratamos o tema como tabu. Não havia nada a esconder ou do que se envergonhar.

Nós sempre buscamos nos concentrar nas coisas positivas. Diante de uma situação-limite, as prioridades da vida mudam, e passamos a dar importância ao que realmente é fundamental. A união torna-se ainda maior, tanto entre o casal quanto entre os membros da família e os amigos verdadeiros. Em paralelo, persistiram os efeitos da doença, que foram — e ainda são — difíceis para todos. Com o tempo fomos entendendo que tínhamos de nos acostumar com o novo cenário, encarando as coisas como realmente eram. Minha vida havia mudado completamente e eu precisava me adaptar.

Mas aceitar era muito difícil para mim. Eu via aquilo tudo como temporário, sonhava com o dia em que me curaria e voltaria a andar. Não queria deixar de fazer as coisas de que eu gostava, como viajar. Tivemos boas jornadas com as crianças nessa época, e era difícil aceitar que um dia isso não seria mais possível. Enquanto podíamos, decidimos aproveitar: eu e Paulo optamos por levar nossos filhos para conhecer melhor nosso próprio país.

MAIS DO QUE TURISMO: RESILIÊNCIA

Viajar era uma forma de priorizar o que eu ainda podia fazer, e Paulo sempre me incentivou. A cada viagem, nos lembrávamos de alguma forma da nossa limitação, mas reafirmávamos que, unidos, podíamos enfrentar qualquer desafio. Nessa época fomos para lugares muito especiais do Brasil — e cada viagem deixou histórias para contar.

Uma delas foi para a nossa fazenda no Tocantins. Fomos conhecer o Jalapão, com suas belezas impressionantes, como a Cachoeira da Velha e os fervedouros (pequenas piscinas naturais impressionantes em que a água te joga para cima e você não afunda). Naquele período eu usava apenas uma muleta do lado esquerdo, e, como a região ainda não tinha infraestrutura turística, precisávamos parar o carro e ir andando até os locais distantes — com um calor insuportável. Vendo a minha dificuldade, um dos funcionários da fazenda teve uma ideia: arrumou uma bicicleta para eu me sentar e ser empurrada por ele e pelas crianças. Esse era o espírito da nossa família: deixar de ir em algum lugar simplesmente não era uma opção.

Depois fomos para Foz do Iguaçu — mais uma viagem com nossos amigos César e Dani. Na parte brasileira das cataratas, existe uma passarela que leva à famosa Garganta do Diabo: a melhor vista da imensa queda-d'água. Mas, para chegar lá, há um caminho longo, com muitas escadas — sem contar o barulho da água, tão alto que deixa nossos sentidos meio atrapalhados. Tudo aquilo era intenso para qualquer pessoa, mas para mim havia um grau a mais de dificuldade por conta das muletas. Nada que nos fizesse desistir. A foto que registrou nossa família aos pés da Garganta foi a prova de mais uma vitória.

Fomos também visitar o lado argentino das cataratas, onde existe outra passarela, que passa por cima das quedas-d'água. Ainda que fosse no meu ritmo — mais devagar do que os demais —, eu também quis me aventurar. No meio do caminho, porém, comecei a ficar tonta e enjoada. Forcei demais o corpo e fui obrigada a voltar de ambulância e a tomar soro na enfermaria do parque. Paulo foi comigo, mas eu insisti que as crianças continuassem o caminho com a Dani e o César, para que não deixassem de viver aquela experiência.

A partir daí, fomos aprendendo que precisaríamos definir com mais cuidado a medida e o limite do que eu queria e do que eu conseguia fazer. Entendemos também que para algumas aventuras nossa "equipe" teria de se dividir, e isso não era um problema. A nossa união passou a envolver o respeito pelas possibilidades e limitações de cada um.

Também fomos para o Pantanal, onde nos hospedamos em uma autêntica estância pantaneira. Foi uma dica do meu cunhado, Marcelo, que gosta muito de natureza. Emoções não faltaram! Durante o dia, quando entrávamos no rio, os lambaris ficavam me mordendo e eu sentia a perna formigar. Certa noite, quando fui tomar banho, senti algo na perna e pensei que fosse um reflexo dessas mordidas. Não era! Na verdade, era uma aranha-caranguejeira gigantesca, que tive de enxotar com um tapa certeiro. Uma visita nada agradável! As lembranças são maravilhosas: passeio a cavalo, banhos em lagoas e a admiração pela fauna local, com capivaras, lontras, jacarés e onças — além das belas paisagens dos açudes e das salinas.

O mais importante de todas essas viagens, contudo, foram as lições que aprendemos em família. A vida nos deu limões e decidimos fazer deles uma limonada: cada passeio foi verdadeiramente uma oportunidade que Deus nos deu para reforçar nossa união. Apesar das dificuldades, tínhamos a certeza de que alcançaríamos nossos objetivos juntos.

ETERNO

Quando voltávamos para São Paulo, alguns dos momentos mais especiais com a família eram os almoços com o vovô Marcel. Ele adorava essas reuniões! Nosso primo mais novo, Alexandre, se casou com Paula, e em 2005 nasceu Manuela, sua primeira filha. Eles me convidaram para ser madrinha, juntamente com meu outro primo Daniel. O nascimento da Manu foi um grande presente, tanto para mim quanto para o meu avô.

Uma vez por semana eu tinha um encontro marcado com o vovô Marcel. Juntos, nós tomávamos o delicioso café feito pela Graça, que cuidava dele com tanto carinho desde a morte da minha avó Beth. Ela contava que as minhas visitas eram os momentos de maior alegria para o meu avô.

Vovô Marcel comentava com minha mãe que eu ficava cada dia mais parecida com ele, sempre preocupada com todos. *Ma petite fille*, era como ele me chamava enquanto conversávamos sobre tudo. Eu contava minhas aventuras com as crianças e com o *Paul*. Ele falava da saudade que sentia da vovó Beth e contava as histórias da guerra e do seu passado. E eu as ouvia atentamente, tentando entender de onde vinha toda aquela coragem. Como ele havia se mantido uma pessoa tão serena após sobreviver aos horrores da Segunda Guerra Mundial? Como tinha conseguido trazer a sua família da França para o Brasil, sem falar uma única palavra em português, e construir uma nova vida?

Durante muito tempo, escutei as histórias e tentei encontrar a fórmula mágica do meu avô. Até que, certo dia, perguntei:

— Vovô, qual é a sua fórmula?

— Fórmula do quê, *ma petite fille*?

— Fórmula para ser feliz, vô! Sempre te vejo tão alegre com tudo, apesar de todas as dificuldades que já enfrentou!

— Não existe fórmula mágica, Christiane! Grandes desafios são enfrentados com a soma de pequenas ações positivas. Eles não se resolvem de um dia para o outro. O único jeito de enfrentá-los é sendo o nosso melhor, um dia de cada vez.

Naquela época, mal imaginávamos o quanto esse ensinamento seria importante para a minha própria história. "Um dia de cada vez" é uma expressão que descreve bem o sentimento de estar diante de uma doença sem cura como a esclerose múltipla. É um convite para viver dias bons, dando mais valor para aquilo que temos do que para aquilo que nos falta. Entre as pequenas coisas que me davam forças para enfrentar o meu desafio estavam as tardes com o vovô Marcel.

Meu mundo desabou quando recebi a notícia que o meu avô estava doente. Quando ele completou 92 anos, ainda ativo nos seus afazeres e com a disposição de quem parecia eterno, os médicos descobriram um câncer em seu pulmão. Minha mãe achou melhor não lhe contar sobre a doença, e, quando eles iam para a quimioterapia, dizia que as sessões faziam parte de um tratamento para o pulmão.

Após a descoberta do câncer, intensifiquei minhas visitas semanais. Era uma alegria estar perto do meu avô! Eu arriscava falar com ele em francês, mesmo me enrolando um pouco. Ele seguia acompanhando o crescimento das crianças. Quando o Mamá começou a fazer aulas de equitação, eu sempre levava as fotos dos campeonatos. Vovô Marcel tinha muito orgulho de ver o novo hobby do bisneto. Afinal, durante certo período da guerra, uma de suas funções era justamente cuidar dos cavalos. Quando eu contava que a Cacá era cheia de amigos e uma das melhores alunas nas aulas de inglês e alemão, ele dizia que ela seria diplomata — uma menina do mundo! E, quando conversávamos sobre a minha doença, ele era categórico:

— Você vai ficar bem! Vai seguir andando e cuidando da sua família!

Às vezes eu pensava que ele iria viver para sempre. Pelo menos era isso que eu desejava. Mas a piora no seu estado de saúde não demorou... Meu avô faleceu no dia 24 de janeiro de 2006, aos 93 anos. Perder minha maior referência foi um choque muito forte. Por muitos meses fiquei inconsolável — e o baque emocional causou os maiores impactos na minha saúde. Minha mãe conta que, na missa de sétimo dia, eu nem sequer consegui me levantar do banco.

Para mim, estava tudo muito difícil. A perda do vovô Marcel foi imensa — a maior que eu sentira na vida. Sofri o luto, fiquei deprimida e a doença ganhou novos contornos.

6

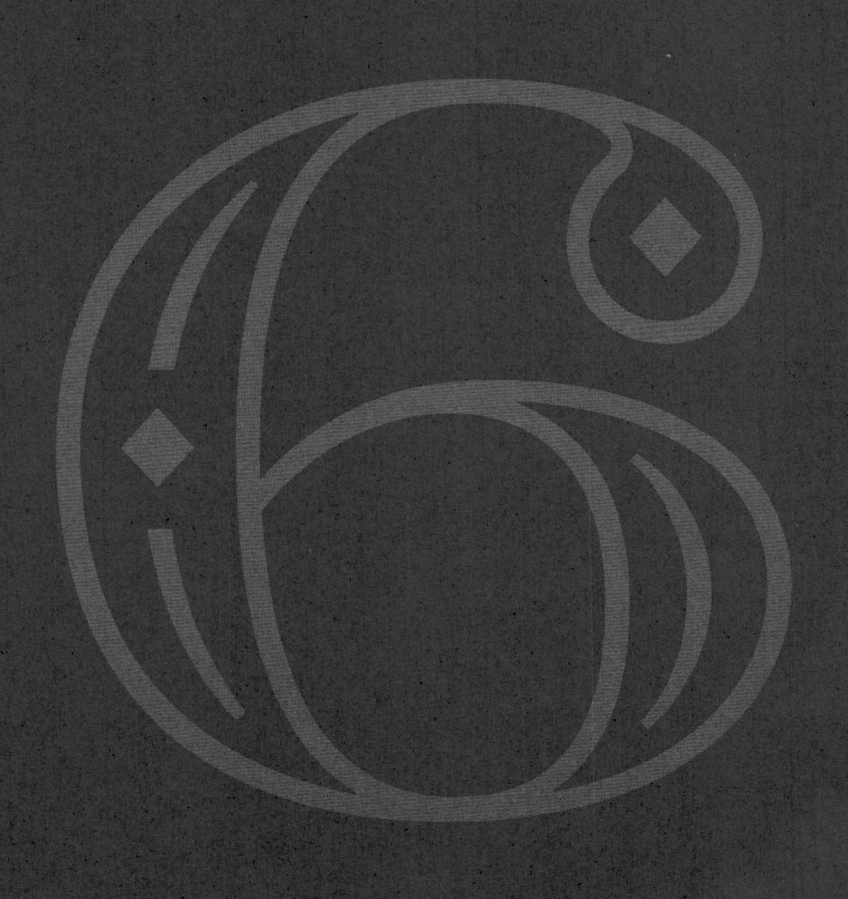

ENFREN-
TANDO
DESAFIOS

ALTOS E BAIXOS

A morte do vovô Marcel foi um divisor de águas na minha vida e deu início a uma fase de provação. Com a provação, porém, Deus fortaleceu um dos nossos pilares: a união da família. Meus pais logo vieram morar perto de nós. Já fazia algum tempo que eu queria tê-los mais próximos — sendo filha única, sentia que eles poderiam aproveitar mais os netos e nos ajudar com as dificuldades impostas pela doença.

Eles também compartilhavam esse sonho. Desde que Marcelo nasceu e nos mudamos para o Morumbi, almoçávamos juntos em casa todas as sextas-feiras. Havia um terreno vazio na frente do apartamento e minha mãe brincava com as crianças que era ali que ela iria morar. A realidade foi ainda melhor do que o sonho: ficou disponível um apartamento justo no nosso condomínio.

E, assim, nos tornamos vizinhos. Hoje, para nos encontrarmos é só pegar o elevador! Agora, mais próximos, podíamos compartilhar os momentos de alegria e os desafios que viriam pela frente.

Eu ainda estava muito abalada com a perda do meu avô. Ao mesmo tempo, tivemos que tomar algumas decisões difíceis sobre os meus tratamentos. O Interferon, injeção que eu tomava desde o diagnóstico, tinha muitos efeitos colaterais, e os períodos de depressão eram cada vez mais difíceis para mim e para a minha família. Decidimos, então, buscar novas possibilidades. Mudei de médico para o Dr. Matheus, que me receitou uma injeção chamada Copaxone.

O que aprendemos nessa época é que, na esclerose múltipla, cada indivíduo é único e a medicação tem efeitos diferentes em cada organismo. Para nós, essa lição foi aprendida duramente: o novo remédio parecia não surtir efeito para mim, e pela segunda vez a doença atacou. Depois de um ano difícil, um novo surto aconteceu: as minhas pernas ficaram ainda mais travadas, aumentando muito a dificuldade de andar. Assumi que precisaria de duas muletas, e com elas me locomovia no meu ritmo, sempre tentando me equilibrar enquanto arrastava as pernas. Não falávamos muito sobre isso, mas todos em casa morriam de medo de eu me desequilibrar e cair — o que aconteceu algumas vezes. Essa era a nossa realidade naquele momento. Eu ainda era bem resistente à ideia de uma cadeira de rodas, e a minha família me conhecia o suficiente para não insistir no assunto. No fundo, todos nós tínhamos esperança de que eu ainda voltaria a andar como antes.

Nesse momento, além do suporte da Suseti, minha personal trainer, eu fazia fisioterapia para tentar recuperar os movimentos e melhorar minha locomoção. No começo as sessões eram no hospital, duas vezes por semana. Lá, eu fazia amizade com os outros pacientes e seus acompanhantes. Cada um de nós tinha a sua dificuldade, e, durante aqueles encontros, eu me lembrava de que não estava sozinha. Depois de algum tempo, passei a fazer fisioterapia em casa e tive fisioterapeutas de quem fiquei muito próxima. Muitas delas ficaram grávidas na época que frequentavam nossa casa: brincávamos que a água daqui era mágica! Para mim, foi divertido curtir a gravidez com cada uma delas e compartilhar minha vocação e sonho da maternidade com pessoas tão importantes na minha trajetória com a esclerose múltipla. Elas me ajudam a lidar com a piora das minhas pernas e a puxar o corpo ao máximo para manter os movimentos que restam.

Todo esse esforço valia a pena, me dando a força de que precisava para me locomover como podia. Em 2007, o Paulo liderou uma campanha chamada "Sorrisos por Livros", que arrecadou mais de dez mil livros para o município de Mateiros, onde fica localizada a fazenda. Nesse ano nós voltamos ao Tocantins para celebrar a inauguração da biblioteca que foi construída na cidade. Além disso, aproveitamos nossa viagem para revisitar a Agrícola Rio Galhão, onde entregamos uma imagem de Nossa Senhora das Graças, que abençoa as nossas safras desde então. Aqueles momentos que passamos juntos foram como feixes de luz no meio da tempestade.

IRMÃ DO CORAÇÃO

A prática da atividade física me acompanhou ao longo dos anos, graças ao carinho e profissionalismo da Suseti. E nossa relação se transformou em uma sólida amizade. Nas sessões de exercícios, em que ela sempre leva em conta o meu momento físico e psicológico, conversamos sobre nossas vidas, sobre nossos planos e sonhos. Com o tempo, a Su foi se tornando uma das pessoas em quem eu mais confio, como uma verdadeira irmã.

Um dia, quando ainda usava muletas, eu estava sozinha em casa e, na tentativa de ir ao banheiro, levei um tombo. Fiquei muito assustada e, depois de tentar algumas vezes, percebi que não conseguiria me levantar. A Suseti mora bem perto de casa e foi a primeira pessoa que veio à minha mente: ela não mediu esforços e veio às pressas me resgatar. Ela dizia que seria minha força física, sempre que eu precisasse.

Conversávamos sobre isso toda vez que íamos ao cinema com as crianças e apareciam os recados de como se portar em caso de incêndio. Para as outras pessoas, o anúncio pode parecer só uma formalidade, mas para mim é um recado sério. E se acontecesse alguma coisa mesmo? Como eu iria fazer? Certo dia, compartilhei essa preocupação com a Suseti, que disse sem hesitar:

— Não se preocupe, Chris. Se tiver um incêndio, você encosta na parede, me espera, eu levo as crianças para fora e venho te buscar!

E eu sei que isso é verdade: ela viria me buscar mesmo em um incêndio. Tenho muita sorte de ter ganhado uma "irmã" tão fiel e de ter uma amiga perto de mim.

BAMBINA MIA

O César, nosso querido amigo, esteve presente em momentos importantes da nossa história e acompanhou os nossos passos com a progressão da doença. Além das várias viagens juntos, eu e Paulo fomos escolhidos por sua filha, a Gabi, como "padrinhos do coração".

Muito brincalhão e despachado, o César sempre me chamou de Buena. Vendo minhas dificuldades aumentarem, ele sugeriu a compra de uma cadeira de rodas elétrica. Disse que seu pai usava e que era uma opção legal, que facilitava o deslocamento em distâncias maiores — além de me dar maior independência no dia a dia.

Até aquele momento, nossa família continuava sem falar de cadeira de rodas: a ideia ainda me incomodava um pouco. Eu seguia com minhas muletas, mas a perna começou a ficar mais dura e o esforço exigido era cada vez maior. Além do cansaço, eu podia me desequilibrar, e cheguei a cair algumas vezes. E se eu me machucasse, se batesse a cabeça? A minha família tinha essa preocupação, e, com o incentivo deles, me convenci.

Fomos a uma loja especializada comprar uma cadeira de rodas elétrica para mim. Escolhemos aquela que mais se parecia com uma scooter, e Paulo, preocupado com a minha autoestima, criativamente sugeriu a instalação de um banco especial sem encosto. Eu não só me familiarizei com ela como logo passei a chamá-la de Bambina.

César tinha razão, e a cadeira se tornou uma grande aliada da nossa família. Foi graças à Bambina que pude fazer várias viagens e viver ótimos momentos. Ela se tornou minha grande amiga e, ao mesmo tempo, nos lembrou de que nenhuma limitação física nos impediria de explorar o mundo! Para reforçar essa meta, tivemos a ideia de colar na Bambina adesivos de cada passeio que fizemos.

O primeiro deles foi colado em um momento de grande importância para mim e para o Paulo, quando comemoramos nossos quinze anos de casados em Roma. Na nossa família, temos uma ligação forte com uma congregação de padres chamada Legionários de Cristo. Por meio deles, conhecemos padres de várias partes do mundo. O Padre Alejandro, que praticamente faz parte da família do Paulo, nos conectou com padres de Roma, que nos mostraram cada detalhe da cidade e nos levaram para uma audiência com o Papa Bento XVI. Tive a oportunidade de contar para ele que me chamo Christiane, que significa cristã, e ele fez o sinal da cruz na minha testa, como minha mãe sempre fez.

MONTANHA-RUSSA DE EMOÇÕES

Em 2008, mesmo eu não estando em uma fase tão boa do ponto de vista físico e emocional, Paulo decidiu que deveríamos fazer uma segunda viagem para a Disney, agora com os filhos crescidos. Pela primeira vez ele percebeu que minhas dificuldades estavam aumentando em ritmo acelerado e não sabíamos o que viria pela frente. Diante dessa incerteza, ele decidiu que aquele era um momento importante para conhecermos o mundo em família.

A viagem reafirmou o valor de cada dia e da nossa união. Meus filhos escolhiam cuidadosamente as atrações a que eu poderia ir com tranquilidade. No segundo dia visitando os parques, decidimos ir a uma-montanha russa que eles imaginavam ser leve, mas ela tinha nada menos do que um looping! Cacá e Mamá quase morreram do coração, achando que eu ia passar mal, quando na verdade eu adorei! Quem não gosta de voltar a ser criança? Ainda mais eu, que sempre adorei uma aventura! Aliviados, eles brincaram que talvez o looping pudesse "colocar minha cabeça de volta no lugar".

Nossa experiência na Disney também contou com episódios não convencionais. Eu queria ter a experiência completa, e parte dela era poder tirar fotos com vários personagens. Quando vimos os Monstros S.A., decidi me levantar da Bambina, porque queria sair de pé na foto. Eu me apoiei naquele monstro gigante azul e ele quase caiu. Apesar da vergonha, morremos de dar risada.

Quando fomos ao Magic Kingdom, enquanto minha família me esperava para irmos a um brinquedo, fiquei presa com a cadeira no banheiro e não tive dúvidas: toquei a estridente buzina da Bambina para que eles me ouvissem e pudessem me ajudar. Paulo teve de entrar no banheiro das mulheres para fazer o resgate.

CADA CORAÇÃO, UMA REAÇÃO

A doença mudou muito a dinâmica da nossa família. Cada um lidou com o desafio do seu próprio jeito. Paulo passou a assumir tarefas domésticas, ajudando como podia e sempre dando suporte para as minhas necessidades. Coisas simples do dia a dia e da casa — como cuidar do supermercado — passaram a fazer parte da rotina dele. Ele também assumiu algumas das funções com nossos filhos, sempre preocupado que eles não sentissem as lacunas deixadas pela doença. Ele fazia isso com muita gentileza, para que eu não deixasse de me sentir parte da vida familiar.

Eu sei que para ele não era fácil, pois, em paralelo, precisava tocar todas as suas atividades no trabalho. Sua rotina variava entre as oscilações da bolsa de valores, a chuva na fazenda e nossas atividades cotidianas. Ele nunca reclamou da doença e sempre cuidou de todos nós. Paulo foi nosso pilar naquela fase difícil e sempre fez de tudo para que eu superasse minhas dificuldades (físicas e emocionais) e para que nossa família seguisse em frente, firme e forte.

Enquanto isso, meus filhos também se transformavam: Cacá já estava com doze anos, e Mamá, com dez — uma fase em que as questões existenciais começaram a aparecer para eles.

Marcelo estava mais introspectivo, sentindo os impactos de tudo o que acontecia. Era um tempo em que ele vivia enfiado em sua toca, o quarto. Hoje ele nos conta que esse jeito reservado tinha o objetivo de não dar trabalho para ninguém. Era a maneira dele de ajudar a família.

Quando fez dez anos, ele realizou o seu maior sonho e ganhou uma Pastora-Alemã chamada Zindi, que se tornou sua grande companheira. Ela era linda: tinha o pelo longo, em uma mistura de caramelo e preto. Também era muito fiel e amorosa, só era brava para proteger o dono. Como morávamos em um apartamento, ela ficava na casa dos pais do Paulo, que era bem próxima da nossa. Todos os dias de manhã Paulo passeava com ela, mas ela sempre foi mais apegada ao Marcelo. Os momentos com a Zindi eram uma verdadeira recarga de energia para os dois. Eu adorava quando ela passava os finais de semana conosco, em nosso apartamento.

Um pouco mais tarde, também surgiram novas mudanças na vida do Má. A Carolina tinha acabado de mudar de horário na escola, da tarde para a manhã. Para facilitar a logística, incentivamos Marcelo a mudar para o mesmo período. Ele ficou relutante, pois não queria se separar dos amigos. Com o tempo, encontramos uma oportunidade na nova grade de horários e, incentivado pelo vodrinho, Marcelo começou a jogar basquete, esporte com o qual mais se identificava. Essa atividade foi um divisor de águas em sua vida: além de conquistar o terceiro lugar no pódio estadual com seu time em 2013, ele incorporou conceitos de disciplina e perseverança — o que contribuiu para a formação de seu caráter e para melhorar a organização nos estudos e nos objetivos. Ele mesmo diz que deve muito do homem que é hoje ao basquete.

Carolina amadureceu muito rápido, e não perdia nada de vista. Ela ia bem na escola e era uma verdadeira antena ao observar as necessidades da nossa família, sempre em busca de soluções. Ela conversava muito com Paulo e queria participar de todas as decisões (às vezes difíceis) da nossa nova realidade. Quando alguém perguntava sobre a doença, ela parecia uma adulta, explicando cada detalhe. Ela também se preocupava muito com a maneira como cada um enfrentava aquele momento tão difícil... Em 2008, em uma atividade escolar, ela escreveu uma carta que seria aberta dali a dez anos. Quando tive a oportunidade de ler a carta, depois de cumprir o prazo, em 2018, percebi como ela, aos treze anos, era uma criança madura.

Em paralelo às mudanças na nossa casa, minha filha estava entrando na adolescência, fase em que várias questões complexas se manifestam. Os meninos na escola, o corpo mudando, conflitos existenciais... Às vezes ela experimentava todo o armário e nos enlouquecia com o quarto bagunçado; quando ela queria usar as minhas roupas, nem sempre concordávamos sobre quais ela podia ou não pegar emprestadas. Os dias mais felizes eram as sextas-feiras, quando íamos ao shopping com minha mãe escolher roupas novas para ela. Minha mãe e eu nos sentávamos em frente ao provador enquanto ela desfilava para nós. No final dessas tardes, sempre íamos ao nosso café preferido para comer bombinhas de creme e chocolate. Nesses momentos, em que tinha toda a nossa atenção, minha filha conseguia ser "só filha", sem precisar se preocupar com o mundo dos adultos.

Hoje, olhando em perspectiva, vejo que o cuidado e a maturidade que a Cacá desenvolveu cedo na nossa família se tornaram uma parte inconfundível da sua personalidade. As amigas sempre falam que ela é a primeira na lista de todos quando passam por problemas difíceis!

BUENA COMPANHEIRA

Em 2008, quando meu sogro vendeu o Flat 90/92 lá no Broa, o *B&B* passou um tempo aqui no Yatch Club Paulista. Nessa época, Paulo resolveu fazer uma reforma na lancha com um marceneiro que ainda pratica essa arte com barcos de madeira.

O resultado ao final da reforma ficou impecável — nosso *B&B*, que fez parte de tantos momentos da nossa história, ficou maravilhoso! O sucesso foi tão grande que, quando Paulo fez quarenta anos, levamos o *B&B* para uma temporada no Broa e toda a família se reuniu novamente naquele lugar tão especial e importante para nós! Foi um encontro de gerações, com os avós, filhos e netos, todos juntos em clima de comemoração.

Com o *B&B* arrumado, Paulo se lembrou desse dom e paixão que tinha desde a época do Alfa e resolveu procurar outra lancha para reformar. Dessa vez seria uma cabinada e com um bom deque para pesca. O plano era tentar reviver alguns dos momentos que passamos juntos na nossa adolescência com o barco *Rebel*, dando aos meninos a oportunidade de conviver com o mar, com a pesca e o mergulho — coisas que ele sempre amou fazer!

Certo dia, Paulo e Má foram até a represa Billings para ver uma Carbrasmar Dourado 1968, com uma cabine que serviria de abrigo para mim nos momentos de muito sol. Eles logo se apaixonaram pela lancha, e em questão de dias lá estava ela no Yacht Club Paulista para iniciar a reforma. Foram alguns meses ali, arrumando cada detalhe. Quase tudo foi trocado, mas Paulo fez questão de preservar a essência e o estilo da lancha. Mudamos a cor, o motor e, principalmente, o nome, que, em minha homenagem, passou a ser *Buena 7*. Buena é o apelido carinhoso que nosso amigo César me deu, e 7 é o nosso número da sorte!

Na primeira vez que a lancha foi para a água após a reforma, ouvimos um estalo e começou a entrar água loucamente no meio da represa. Voltamos às pressas e foi necessário mais um reforço em todo o casco, preservando a madeira original.

Finalmente, no segundo semestre de 2008, levamos a *Buena 7* para Barra do Una e fizemos o primeiro passeio juntos. Naquele ano, voltamos à mesma praia para passar o Ano-Novo com a família do Paulo. A *Buena* voltou para a água, com direito a pescaria e tudo!

Essa época foi muito difícil para nós. A doença tinha avançado e a situação financeira não era das melhores. Acho que a reforma foi uma válvula de escape para o Paulo, que viveu momentos em que podia esquecer um pouco dos problemas e focar em algo de que sempre gostou. As coisas não estavam fáceis, mas lá estava ele refletindo sobre como melhorar aquele barco velho, com o casco tão frágil, e sonhando com maneiras de proporcionar momentos de lazer para a nossa família. O resultado foi mais uma vez impecável: a *Buena 7* é uma lancha linda azul-marinho e branca, com seu nome em dourado. Em todos os lugares aonde fomos com ela, sempre nos paravam para perguntar sobre a história de um barco tão tradicional, bonito e clássico!

COMEMORAÇÃO E ADAPTAÇÃO

Em 2009, a Carolina fez quinze anos e, assim como eu, pediu uma viagem de presente. Então, lá fomos nós quatro para Roma e Paris. Ou melhor: nós cinco, já que a Bambina também fazia parte da bagagem — e da família! Tudo parecia perfeito até que, no nosso primeiro dia, subindo a Champs-Élysées, famosa avenida parisiense, a Bambina simplesmente parou! Quando voltamos ao hotel, entrei no quarto da Carolina, arrasada.

— Filha, é seu aniversário de quinze anos e agora eu estraguei tudo. Sem a Bambina, como vamos fazer?

— Mãe, o papai e o Má foram buscar uma cadeira para você. Seja lá o que eles conseguirem, vamos colocar um sorriso no rosto e seguir em frente!

E ela estava certa: eles voltaram com uma cadeira de rodas, que não era elétrica e nem tão fácil de conduzir, mas que resolveu o nosso problema. Nessa cadeira, tenho uma das fotos mais emblemáticas do espírito da nossa família: em uma subida íngreme no Palácio de Versailles, enquanto Má me empurrava, Paulo me puxava pela muleta e Carolina tirava a fotografia. Um verdadeiro trabalho em equipe! Meu sorriso na foto diz muito sobre como me senti naquele momento e em todos os outros que vivi com eles naquela viagem.

Quando a Bambina quebrou, minha primeira reação foi imaginar que sua falta iria estragar tudo. Olhando para trás, percebo como Deus foi perfeito em me proporcionar a minha primeira experiência em uma cadeira de rodas propriamente dita durante uma viagem feliz com a família. O amor da minha filha e o meu amor por eles eram tão grandes que nem tive tempo de lembrar do medo que sentia em me imaginar sentada em uma cadeira de rodas. Mais uma vez, junto com o desafio, Deus nos mandou, na mesma proporção, o amor de que precisávamos para seguir em frente.

De Paris, seguimos para Roma. Foi incrível estar novamente na cidade em que tinha vivido momentos inesquecíveis com

Paulo, dessa vez com os nossos filhos. Lá, tivemos uma boa notícia: conseguimos consertar a Bambina! Fiquei muito feliz, mas também fui desafiada a aprender a conduzi-la pelas ruas de paralelepípedo da cidade. Acho que é só quando precisamos que percebemos a falta de acessibilidade em muitos lugares do mundo — principalmente em cidades turísticas como Paris e Roma.

No Arco do Triunfo, por exemplo, o único acesso ao monumento é através de uma passarela subterrânea. Eu sofri para descer e subir as escadas, já que não havia um elevador capaz de garantir o acesso a pessoas com necessidades especiais como a minha. Ficamos tão cansados que, nesse mesmo dia, ao participar de um concerto que aconteceria na Catedral de Notre Dame, dormimos os quatro.

Quando participamos com as crianças de uma missa celebrada pelo Papa Bento XVI, mais uma vez nossos olhos se encheram de lágrimas ao nos lembrarmos da presença de Deus nas nossas vidas! Já a Bambina aguentou firme até o fim da nossa estadia na Itália — quando quebrou de vez.

UM DIA DE CADA VEZ

A volta da atividade da doença quando mudamos do Interferon para o Copaxone foi um grande susto para nós. Nesse período tivemos muito medo, pois o caminho da esclerose múltipla ainda era desconhecido. Contudo, mantivemos nossa esperança e, com o Dr. Matheus, passamos a buscar novos tratamentos. Nessa época ele tinha um grupo de assistentes — inclusive o Dr. João, meu preferido — que sempre foi muito atencioso comigo e conhecia meu caso como ninguém.

Tentamos algumas alternativas, com remédios que alteravam diretamente o meu sistema imunológico. O primeiro, chamado Gamaglobulina, era uma aplicação de doses muito concentradas de anticorpos direto na veia. Durante um ano, eu me internava mensalmente e, por quatro dias, recebia as doses do remédio. Porém, percebemos que, com esse tratamento, a doença seguia avançando — ainda que em ritmo mais lento. Por isso o Dr. Matheus e o Dr. João tentaram uma nova alternativa chamada Ciclofosfamida, que fazia exatamente o movimento oposto: baixava o meu sistema imunológico. Ela também demandou um ano de internações mensais. Era uma fase intensa, e minha mãe passava o dia comigo no hospital enquanto eu realizava o tratamento.

Paulo e eu queríamos que tudo fosse o mais leve possível para as crianças. Por isso, todas as vezes que fiquei internada no hospital, reservamos um dia para comer pizza juntos. Como os quartos ficam em frente ao estádio, eles aproveitavam para ver pela janela os shows e eventos que lá aconteciam. Parecem detalhes bobos, mas hoje em dia, quando perguntamos sobre as suas principais lembranças dessa época, eles sempre se lembram da pizza e dos shows. Em vez das dificuldades, eles se apegaram à parte alegre em que estávamos todos juntos.

Com o avanço das pesquisas, surgiu um novo medicamento, chamado Tysabri (Natalizumabe). É um remédio mais tecnológico, e eu fui uma das primeiras pacientes no Brasil a testá-lo. Ele bloqueia a entrada de anticorpos no cérebro, evitando aqueles que atacam as bainhas de mielina ao redor dos neurônios. Os estudos ainda eram incipientes e o medicamento me expunha a um grande risco: caso eu tivesse alguma infecção no cérebro, estaria desprotegida e poderia morrer. Por causa disso, eram permitidas apenas doze aplicações do remédio na época.

A cada aplicação era como se as nossas armas fossem acabando. Estendemos o uso desse remédio bem-sucedido ao máximo, e, entre brigas judiciais com meu plano de saúde — que alegava não ser obrigado a cobrir o tratamento —, eu fiz dezesseis aplicações. Enfim, naquele momento, nossas armas acabaram.

ALTERNATIVAS OU AVENTURAS?

Só quem passa por uma doença grave e sem cura sabe que tentar de tudo — inclusive as opções mais malucas — faz parte do processo. Sendo ainda muito jovem, eu não perdia a esperança de recuperar minha capacidade de andar e voltar à vida normal.

Nós tentamos muitas alternativas. Nunca deixei de tomar os remédios prescritos, mas, em paralelo, arrisquei métodos mais heterodoxos: logo de início, tentamos algumas opções bem exóticas. Cheguei a tomar vinte picadas de abelha na coluna vertebral, além de um elixir feito a partir de banha de cascavel.

Também fiz parte de um tratamento experimental, elaborado por pesquisadores internacionais, que se baseava em choques na língua, que poderiam estimular o sistema nervoso, ajudando na recuperação de movimentos. Por tentativa e erro, eliminamos cada um desses procedimentos e não os recomendamos.

Também é compreensível que, diante de uma situação de saúde grave, comecem a surgir questionamentos no campo religioso. Conosco, isso não foi diferente. Por um ano e meio fizemos viagens recorrentes a um centro espiritual. E essa decisão foi polêmica no nosso núcleo familiar. Minha mãe, Paulo e Marcelo eram fortemente contra e insistiam que aquilo estava em desacordo com a nossa fé. No entanto, eu estava obstinada pela cura e, de tanto insistir, convenci Paulo a me acompanhar. Lá, as pessoas se reuniam em um ambiente e ficavam sentadas, rezando em silêncio umas pelas outras. Nosso aprendizado mais importante certamente foi que a força da união de muitas pessoas, unidas pela fé pelo bem umas das outras, é muito poderosa.

Além do poder da oração, essas visitas também colocaram no nosso caminho uma nova arma para enfrentar a esclerose múltipla: a vitamina D.

Nesse centro espiritual, conhecemos uma pessoa que tinha a mesma doença e nos indicou o Dr. Marcos, apelidado carinhosamente de Dr. Sol, cuja tese ampara-se na ingestão de vitamina D como tratamento. Ele nos indicou uma superdosagem em comprimidos, bem como o hábito de tomar sol diariamente.

Essa indicação veio em boa hora, pois nossas alternativas de tratamento haviam acabado. Por um bom tempo, a vitamina D foi meu único tratamento e a melhora foi visível: eu sentia mais disposição e não tive mais surtos. Até hoje essa vitamina continua me ajudando, já em doses menores.

Contudo, após certo tempo, Paulo começou a se sentir desconfortável durante as nossas visitas: parecia haver algo de errado com o lugar, por isso interrompemos as viagens. Hoje percebemos que Deus cuidou de nós naquele momento, pois, de fato, foi descoberto um escândalo envolvendo o local anos depois.

O DIA EM QUE JESUS LITERALMENTE NOS PEGOU NO COLO

Na volta de uma das visitas ao centro espiritual, aguardávamos dentro do avião a chegada de um elevador para que eu pudesse descer em Congonhas. Esperamos uns vinte minutos e, sem perspectiva da chegada do elevador, Paulo decidiu me pegar no colo e descer a escada do avião. A tripulação, constrangida pela falta de acessibilidade no aeroporto e pelo longo tempo de espera, nada pôde fazer para nos impedir.

Comigo nos braços — como um noivo carregando sua noiva —, Paulo começou a descer a escada. Já estávamos no penúltimo degrau quando ele tropeçou e nós dois fomos ao chão. Ele caiu de joelhos, mantendo-me milagrosamente em seus braços, com uma força hercúlea que o intriga ainda hoje. Levantou-se comigo ainda nos braços e me colocou na cadeira de rodas. Olhando para trás, Paulo diz ter sentido as pernas bambearem, como se alguém o tivesse empurrado. Nunca soubemos ao certo o que aconteceu. A calça dele chegou a rasgar um pouco e seus joelhos se esfolaram, mas comigo nada aconteceu!

Naquele dia, mais uma vez, Jesus nos pegou no colo — literalmente — e, como um pai que cuida dos filhos queridos, não deixou que nada de mal nos acontecesse. Hoje, ao falar sobre aquele episódio, temos a certeza de que Jesus sempre esteve olhando por nós!

7

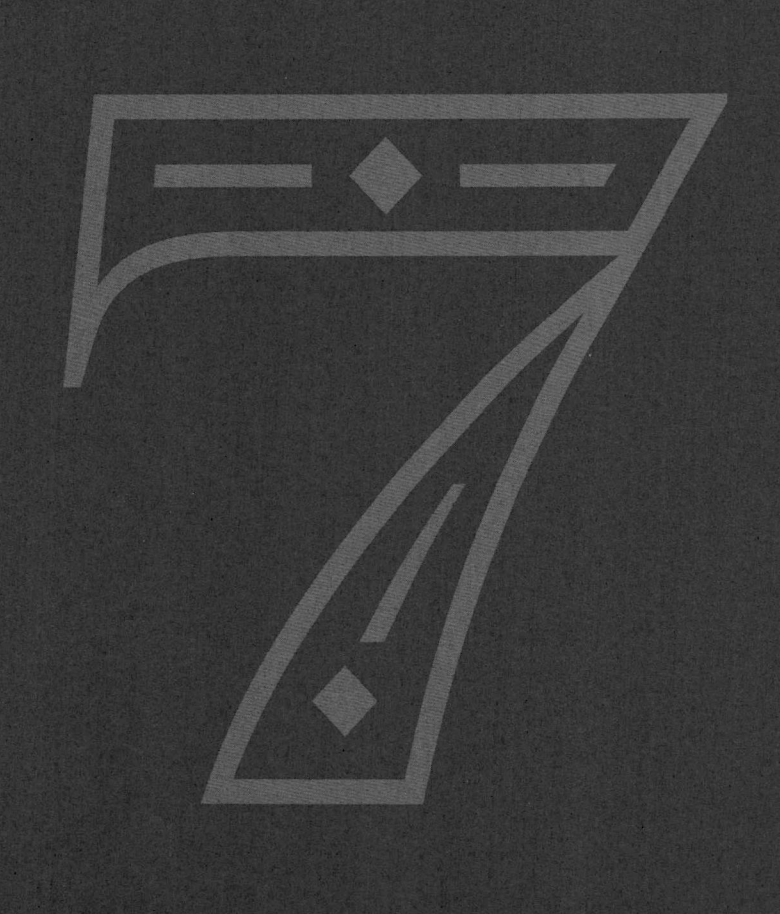

UMA NOVA ESTAÇÃO

RENOVAÇÃO DA FÉ

A oração, a Igreja e o terço sempre foram grandes aliados da nossa família. Mas, durante os piores anos da doença, alguns desses hábitos se enfraqueceram. Enquanto eu ainda lidava com a aceitação, Paulo ficou muito atarefado tentando dar conta de tudo — especialmente durante a adolescência dos nossos filhos. Isso tornou nossa fé mais apagada por certo tempo. Mesmo assim, Deus seguia olhando por nós e, em 2012, começou a enviar sinais claros para iluminar nossos caminhos.

Nessa época, a Sofia, minha cunhada, conheceu um padre que administrava um projeto social no agreste nordestino. Após visitar o local, ela ficou impactada pela força da fé que lá encontrou. Sempre preocupada em apresentar ferramentas e caminhos que pudessem me ajudar com a doença, Sofia insistiu que eu conhecesse o tal padre, dizendo que aquilo mudaria a minha vida.

Ela estava tão convicta e engajada para que mais pessoas o conhecessem que chegou a trazê-lo para dar uma palestra em um colégio em São Paulo. Quando nos encontramos, ele nos perguntou sobre a nossa história e ouviu atentamente cada detalhe. Disse que, com a misericórdia de Deus, eu ficaria bem, e garantiu que rezaria por nós. Também nos contou sobre sua história e seu trabalho social. Seu projeto garantia mil refeições por dia aos mais necessitados da comunidade local.

Alguns meses depois, decidimos conhecer a iniciativa do padre, e participamos de um retiro durante o aniversário do Paulo. Quando chegamos ao sítio sede do projeto, entendemos o que Sofia havia nos contado — Jesus está presente naquele lugar e na simplicidade do estilo de vida daquela comunidade. Lá, aprendemos muito sobre o serviço ao próximo e nos lembramos do pouco que é necessário para ser feliz. Também conhecemos o Terço da Misericórdia, que passou a ser uma grande arma nessa guerra que até hoje travamos. A visão de Jesus Misericordioso, que nos escuta, tem compaixão pelos seus filhos e está conosco nos momentos de alegria e tristeza, reforça nossa confiança de que não estamos sozinhos e de que nada acontece por acaso em nossas vidas.

O padre também nos ensinou a reconhecer o sofrimento das pessoas e a rezar por elas, mesmo que não as conheçamos. Sua capacidade de ajudar tanta gente, dependendo somente da Misericórdia divina, reforçou o que já tínhamos presenciado anteriormente: o poder da união na oração.

Nós nos sentimos abraçados por essa nova visão da fé e passamos a rezar todos os dias o Terço da Misericórdia. Ele termina com três pedidos — o que sempre nos lembra das três doses do remédio que Má tomou quando nasceu. Sempre dedico o meu primeiro pedido à minha família; o segundo, às pessoas que estão ao nosso redor; e o terceiro, às pessoas que não conheço, mas que sei que também precisam de orações.

Nessa mesma época, aqui em São Paulo, Paulo e Marcelo voltaram a frequentar a missa todos os domingos. Confesso que, no começo, Carolina e eu tínhamos preguiça de acompanhá-los. Com o tempo e a força do exemplo, os dois nos convenceram a resgatar aquele hábito — o que, enfim, criou boas memórias, já que íamos em família à pizzaria após a missa. A igreja que escolhemos foi, mais uma vez, a Capelinha da Igreja São Pedro e São Paulo, aonde costumávamos ir quando éramos namorados.

Ao longo de todos aqueles anos, conhecemos inúmeras igrejas e locais de fé para, no final, voltarmos para a mesma capelinha da nossa juventude. Além de muito aconchegante, ela continua sendo o lugar onde mais sentimos a presença de Deus. Hoje, com a minha cadeira de rodas, passamos a ter um lugar marcado na igreja. Sempre chegamos cedo à missa e rezamos por todas as pessoas que estão ali. Muita gente passou a nos conhecer, e às vezes pessoas que nunca vimos antes nos param para dizer que admiram o exemplo da nossa família, rezando unida aos domingos.

O ano de 2012 foi um marco na história da minha família. Não apenas reacendemos a fé em nossos corações como, a partir daí, as coisas começaram a mudar nas nossas vidas.

A DIVINA MISERICÓRDIA

A Divina Misericórdia é uma devoção católica originada nas revelações feitas a uma freira polonesa chamada Faustina Kowalska. Após a divulgação de seu diário, no qual ela registrou diversas experiências místicas e mensagens que recebeu diretamente de Jesus, a devoção à Divina Misericórdia se espalhou pelo mundo. Em 2001, a freira foi canonizada pelo Papa João Paulo II, tornando-se Santa Faustina Kowalska.

Um dos principais instrumentos dessa devoção é a Imagem de Jesus Misericordioso, que, por meio das luzes que jorram de Seu coração, remete à devoção ao Sagrado Coração de Jesus. A imagem, pintada pela própria Santa Faustina, traz consigo os dizeres "Jesus, eu confio em Ti", que nos lembra da importância do amor e da entrega total de nossas vidas a Ele.

Outro instrumento poderoso é o Terço da Divina Misericórdia, que enfatiza a importância da misericórdia de Deus na salvação do mundo. Por meio de orações específicas, são feitas diversas invocações à misericórdia divina, o que aproxima os fiéis do amor e da compaixão de Deus. Nesse terço, todos são convidados a confiar na misericórdia de Deus, implorar por Seu auxílio e compartilhar o Seu amor misericordioso.

A descoberta da Divina Misericórdia foi um momento de transformação na minha vida, além de marcar um ponto de reencontro de nossa família com a fé. Hoje, eu e Paulo rezamos todos os dias o seu terço. Ao fazer os três pedidos finais, nos lembramos das três doses do remédio que o Marcelo tomou ao nascer. Agradecemos por todos os milagres que aconteceram em nossas vidas e praticamos a maior lição que aprendemos: o poder transformador de rezar pelos outros!

BONS PRESSÁGIOS

Nossa família sempre teve animais de estimação. Em 2012, decidimos comprar um canarinho para alegrar a casa. Muito bonito e amarelinho, o pássaro chegou e realmente conquistou a todos, que aguardavam ansiosamente pelo seu canto. Mas os dias passaram e ele não emitia um som sequer. Estaria doente? Ninguém sabia o que estava acontecendo. Decidimos levá-lo ao veterinário, que confirmou: era uma fêmea e por isso não cantava! A partir daí, passamos a chamá-la de Lua e decidimos comprar mais um canário, dessa vez um macho, a quem demos o nome de Sol.

Ele é meu companheiro e parece sentir o que eu sinto. Quando estou triste, ele fica mais quietinho, e, quando começa a cantar, geralmente é um anúncio de que algo de bom vai acontecer!

O NASCIMENTO DA TETÊ E DOS DINDOS

Uma grande frustração do Paulo sempre foi não ter sido escolhido por nenhum de seus irmãos como padrinho dos nossos sobrinhos. Isso mudou quando o Gabriel, filho do Sérgio e da Sofia, escolheu Paulo para ser seu padrinho de crisma.

Já quando o Marcelo e sua esposa, Flávia, tiveram sua primeira filha, ele recebeu o convite que tanto esperava: o Paulo, enfim, ganhou o título de Dindo, apelido dado com muito carinho pela Flávia, e que passou a ser sua marca registrada.

Para o Paulo, virar Dindo veio em um momento muito importante, em uma época difícil em vários aspectos das nossas vidas: financeiramente complicada e psicologicamente desafiadora. As armas que tínhamos contra a doença haviam se esgotado, e lutávamos contando apenas com a nossa fé e a vitamina D. Foi como se Deus, por intermédio do Marcelo e da Flávia, nos desse uma alegria, mostrando mais uma vez o quanto Ele nos quer bem.

A Stella, nossa afilhada, realmente é um presente. Desde que nasceu, é uma menina linda, iluminada e com os olhos claros, iguais aos da Cacá e do Mamá, tanto que ela parece ser a irmã caçula deles. Inteligente e sensível, está sempre ligada em tudo o que está acontecendo e tem um jeito carinhoso de deixar tudo ao seu redor mais leve e alegre.

Ser Dindo da Stella reacendeu no Paulo os melhores sentimentos, que haviam ficado encobertos pela turbulência que vivemos naqueles últimos anos. Sem dúvida, renovou nossas forças para seguir combatendo a doença com mais leveza entre os momentos de alegria ao lado dos nossos filhos e da nossa afilhada querida.

ENTRE PAI E FILHO

Após anos convivendo com a esclerose múltipla, fomos aprendendo que, em alguns momentos da vida, nosso "time" teria que se separar. Apesar da nossa vontade constante de realizar todos os sonhos juntos, em alguns casos minhas limitações físicas e a variação abrupta de humor tornavam algumas experiências pesadas demais para mim. Quando aceitamos que eu precisava de cuidados especiais, passamos a tomar decisões inteligentes sobre os momentos em que seria melhor poupar minha energia. Nessas horas, eu pensava com alegria que Paulo estaria ali para os nossos filhos — não somente como o ótimo pai que era, mas também como meu representante.

Quando o Marcelo fez quinze anos, decidiu fazer uma viagem com o Paulo para o Peru! Para além das aventuras, a jornada também tinha um significado religioso: anos antes, o padrinho dele havia deixado uma imagem de Santa Teresinha no topo do Wayna Picchu, ponto mais alto do parque de Machu Picchu. A missão estava dada: Má e Paulo deveriam buscá-la e trazê-la de volta para casa. Em fevereiro de 2012, partiram rumo a Cuzco.

Juntos, os dois programaram visitas aos templos, às igrejas e às principais cidades da região. A viagem também foi uma oportunidade de conhecer a história do povo inca, além de permitir o contato com a cultura local. Durante a viagem, Má ganhou do pai uma corrente de prata do Vale dos Incas, que usa para prender a cruz que foi seu presente de quinze anos, uma herança do bisavô Cuíco. Até hoje ele raramente tira essa corrente.

O objetivo principal da viagem era completar os quatro dias da trilha inca, chegando a Machu Picchu por um local chamado Porta do Sol. Como Má treinava basquete, ele estava com um excelente condicionamento físico, ao contrário do Paulo, que teve dificuldade para acompanhar a turma da excursão, especialmente os mais jovens! Em dado momento da trilha, Paulo teve uma crise de dor nas costas e chegou a pensar que teria de chamar um helicóptero para ser resgatado nas montanhas, tornando-se a vergonha da excursão perante o filho. Mas, como bom homem de fé, começou a rezar pedindo pela sua recuperação depois de tomar analgésicos. Após dormir por dez horas seguidas, acordou novo para seguir em frente. No final, eles chegaram ao parque, e puderam contemplar a beleza das construções incas. Depois de muito esforço e de uma perigosa escalada ao topo do Wayna Picchu, não encontraram a imagem de Santa Teresinha, mas contemplaram uma vista maravilhosa da paisagem andina! Missão cumprida!

NOSSAS MEMÓRIAS

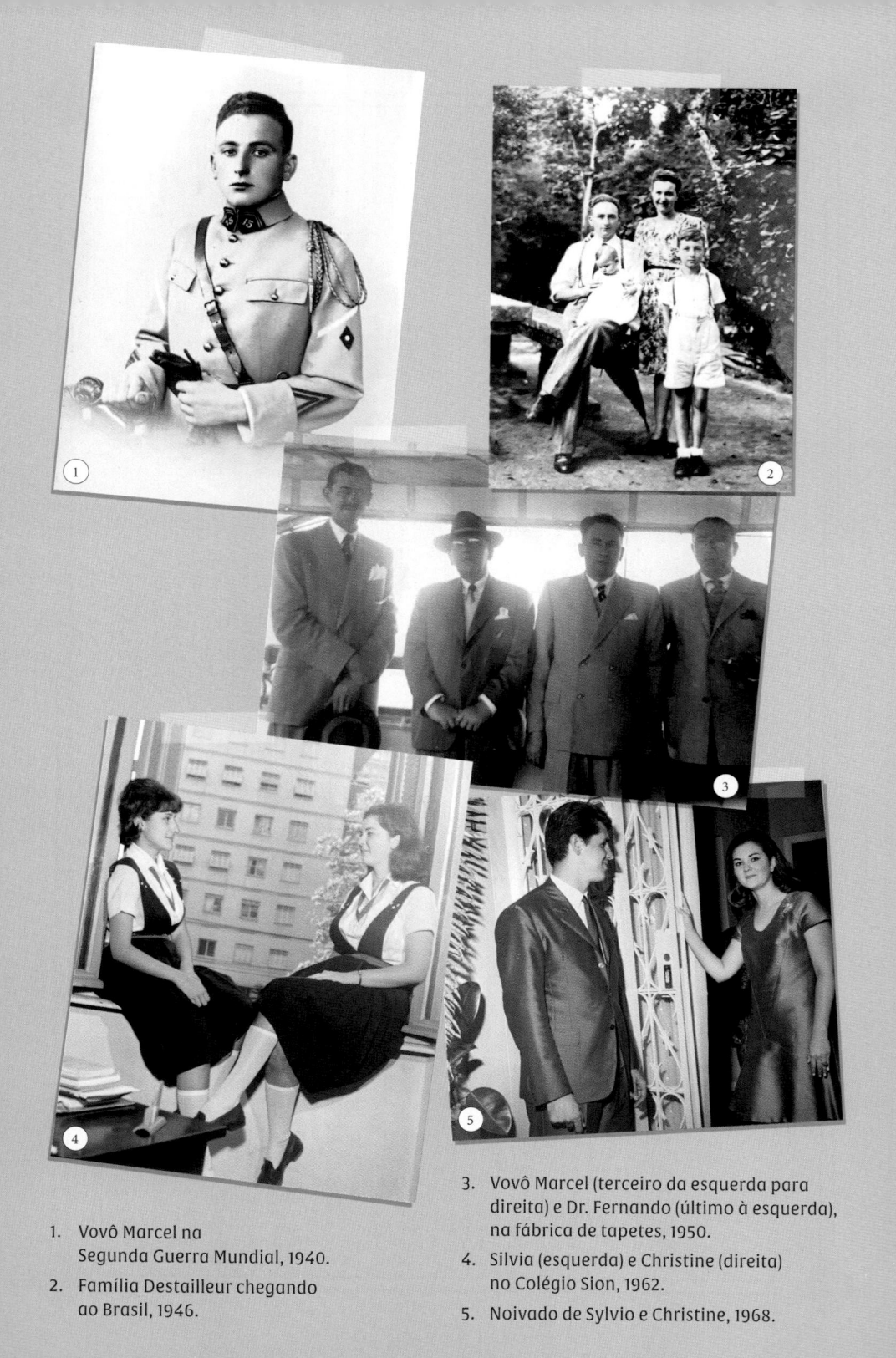

1. Vovô Marcel na Segunda Guerra Mundial, 1940.
2. Família Destailleur chegando ao Brasil, 1946.
3. Vovô Marcel (terceiro da esquerda para direita) e Dr. Fernando (último à esquerda), na fábrica de tapetes, 1950.
4. Silvia (esquerda) e Christine (direita) no Colégio Sion, 1962.
5. Noivado de Sylvio e Christine, 1968.

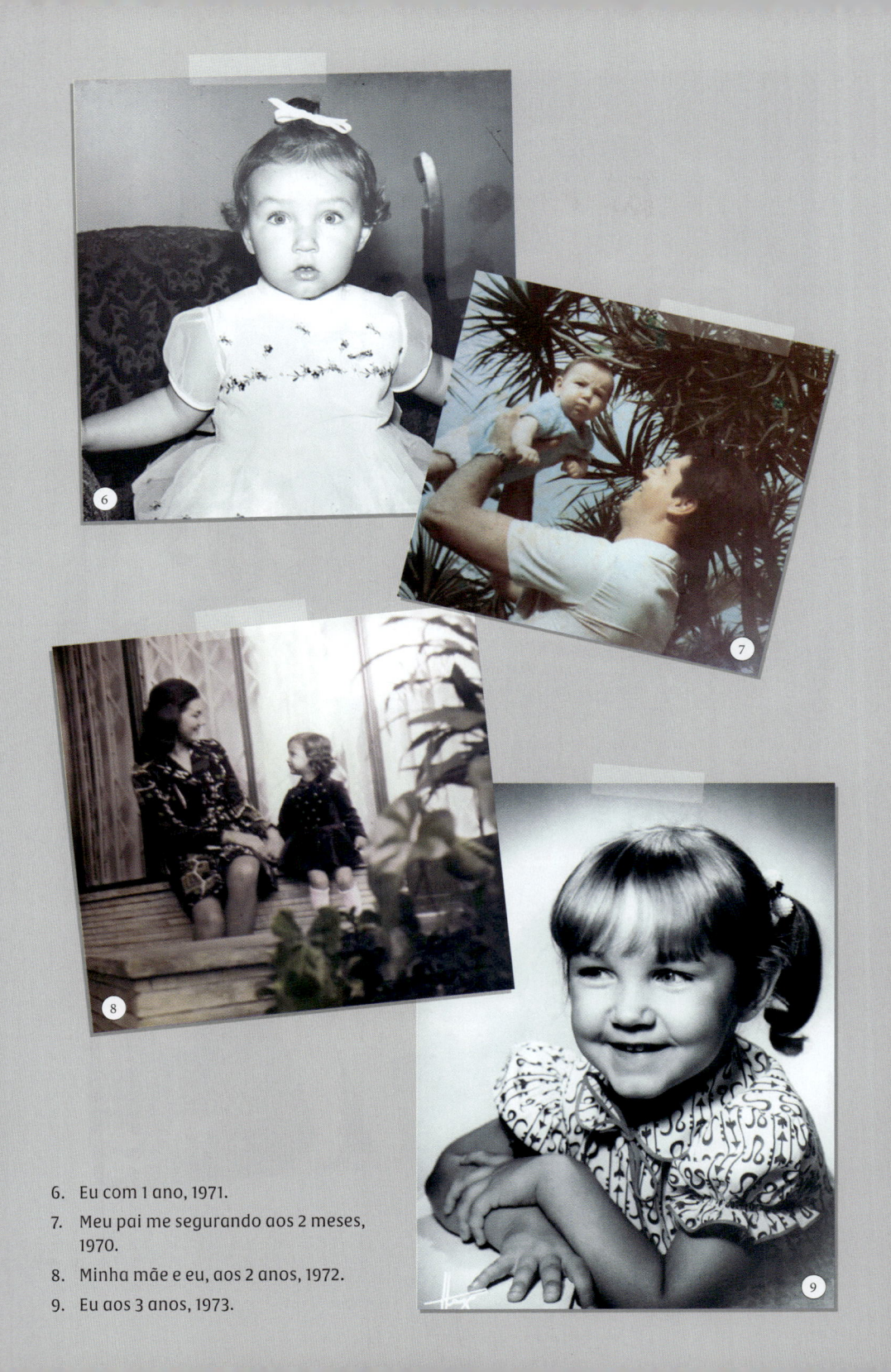

6. Eu com 1 ano, 1971.
7. Meu pai me segurando aos 2 meses, 1970.
8. Minha mãe e eu, aos 2 anos, 1972.
9. Eu aos 3 anos, 1973.

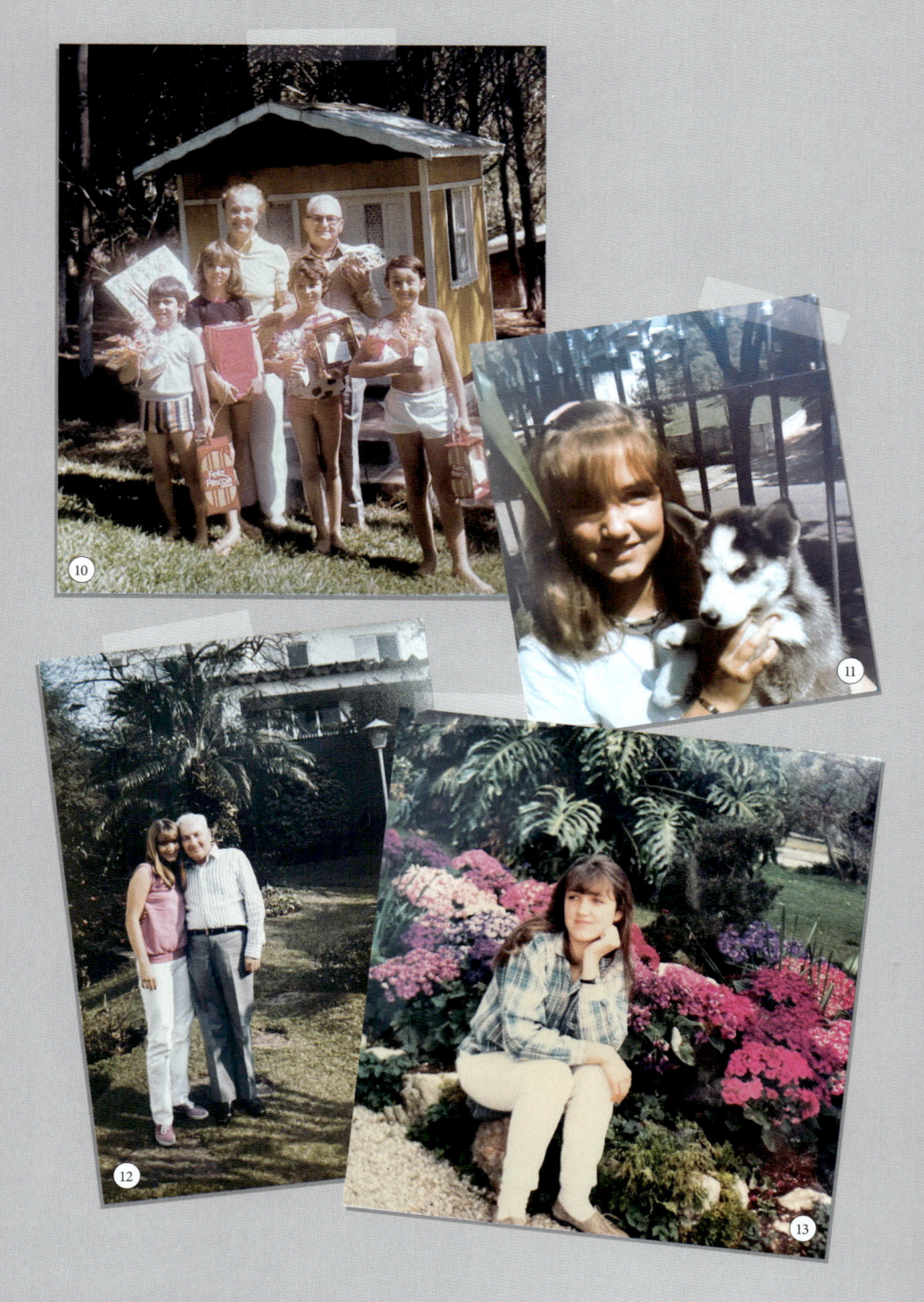

10. Vovó Beth e Vovô Marcel com seus netos no Sítio Quietude, 1980.
11. Patusca e eu, 1983.
12. Vovô Marcel e eu, 1983.
13. Eu jovem, 1987.

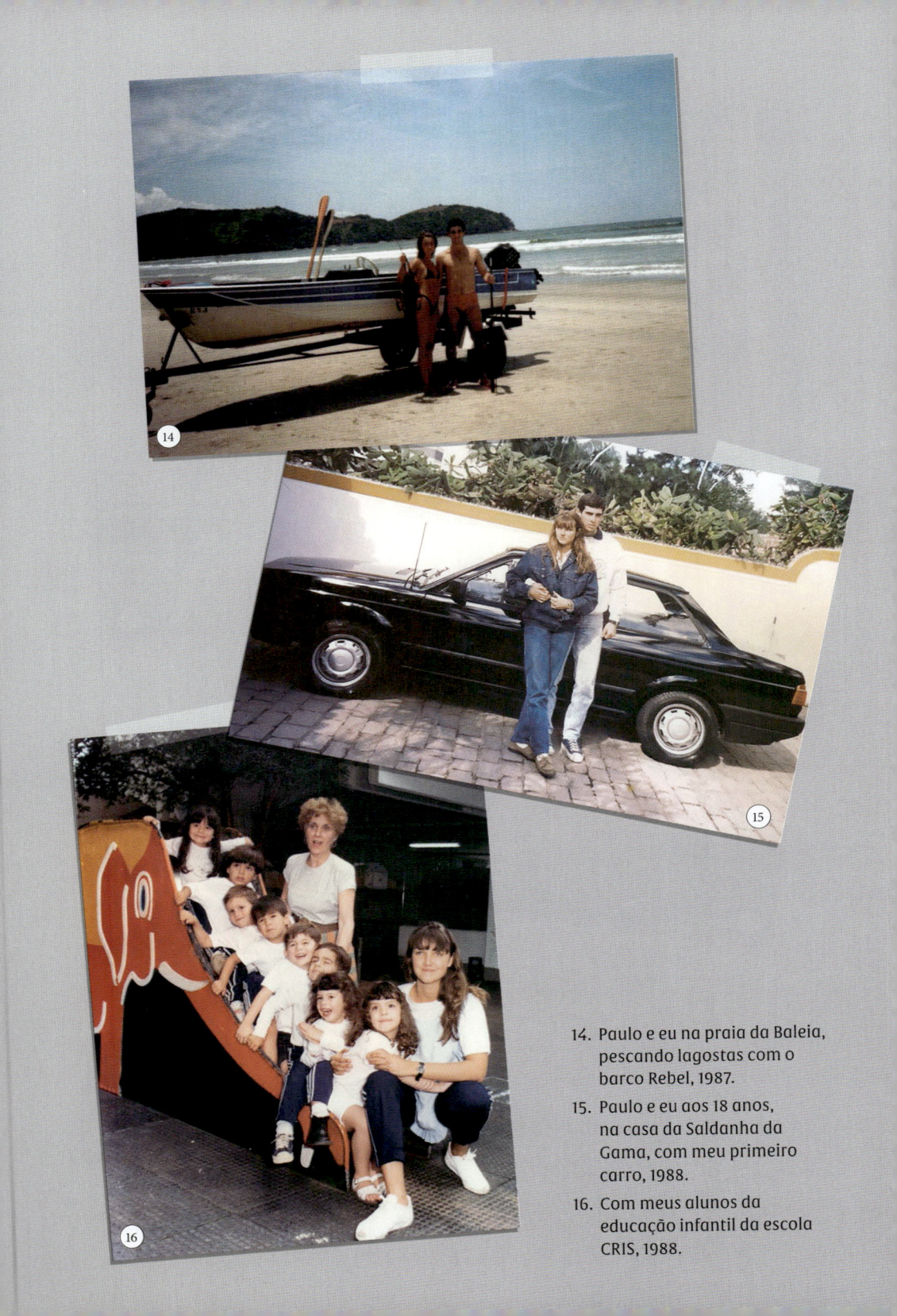

14. Paulo e eu na praia da Baleia, pescando lagostas com o barco Rebel, 1987.
15. Paulo e eu aos 18 anos, na casa da Saldanha da Gama, com meu primeiro carro, 1988.
16. Com meus alunos da educação infantil da escola CRIS, 1988.

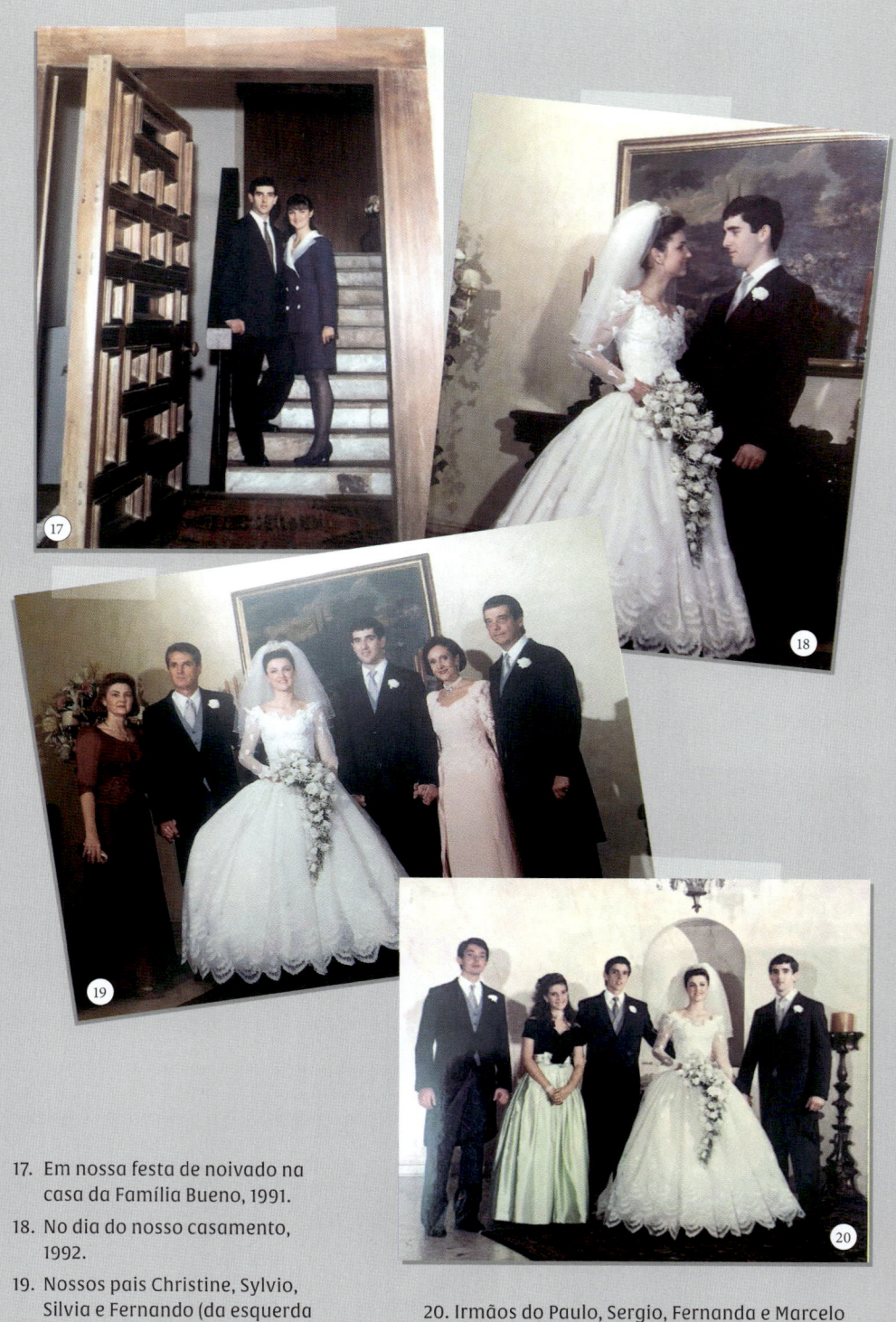

17. Em nossa festa de noivado na casa da Família Bueno, 1991.
18. No dia do nosso casamento, 1992.
19. Nossos pais Christine, Sylvio, Silvia e Fernando (da esquerda para a direita), celebrando o nosso casamento, 1992.
20. Irmãos do Paulo, Sergio, Fernanda e Marcelo (da esquerda para a direita) celebrando nosso casamento, 1992.

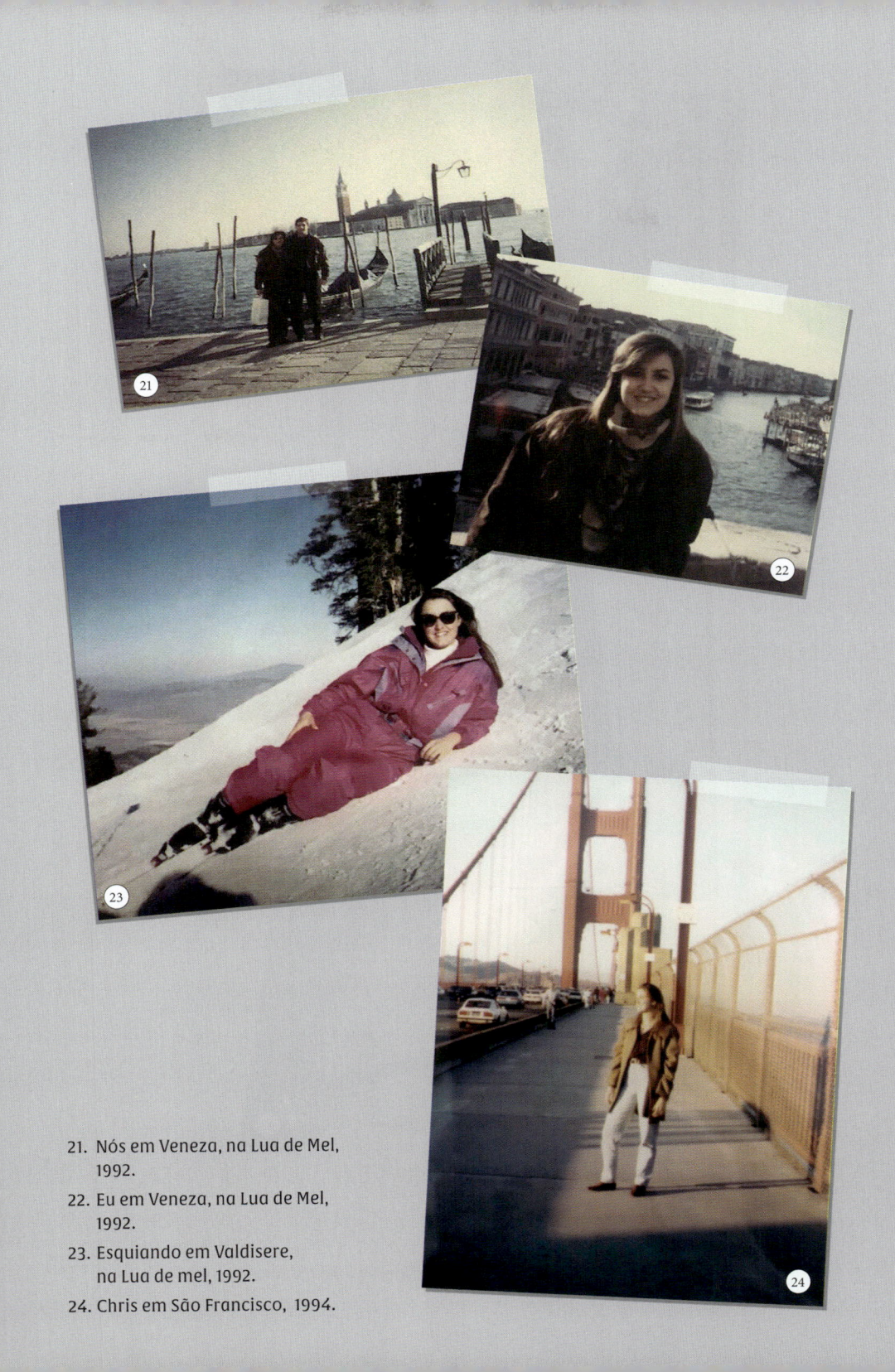

21. Nós em Veneza, na Lua de Mel, 1992.
22. Eu em Veneza, na Lua de Mel, 1992.
23. Esquiando em Valdisere, na Lua de mel, 1992.
24. Chris em São Francisco, 1994.

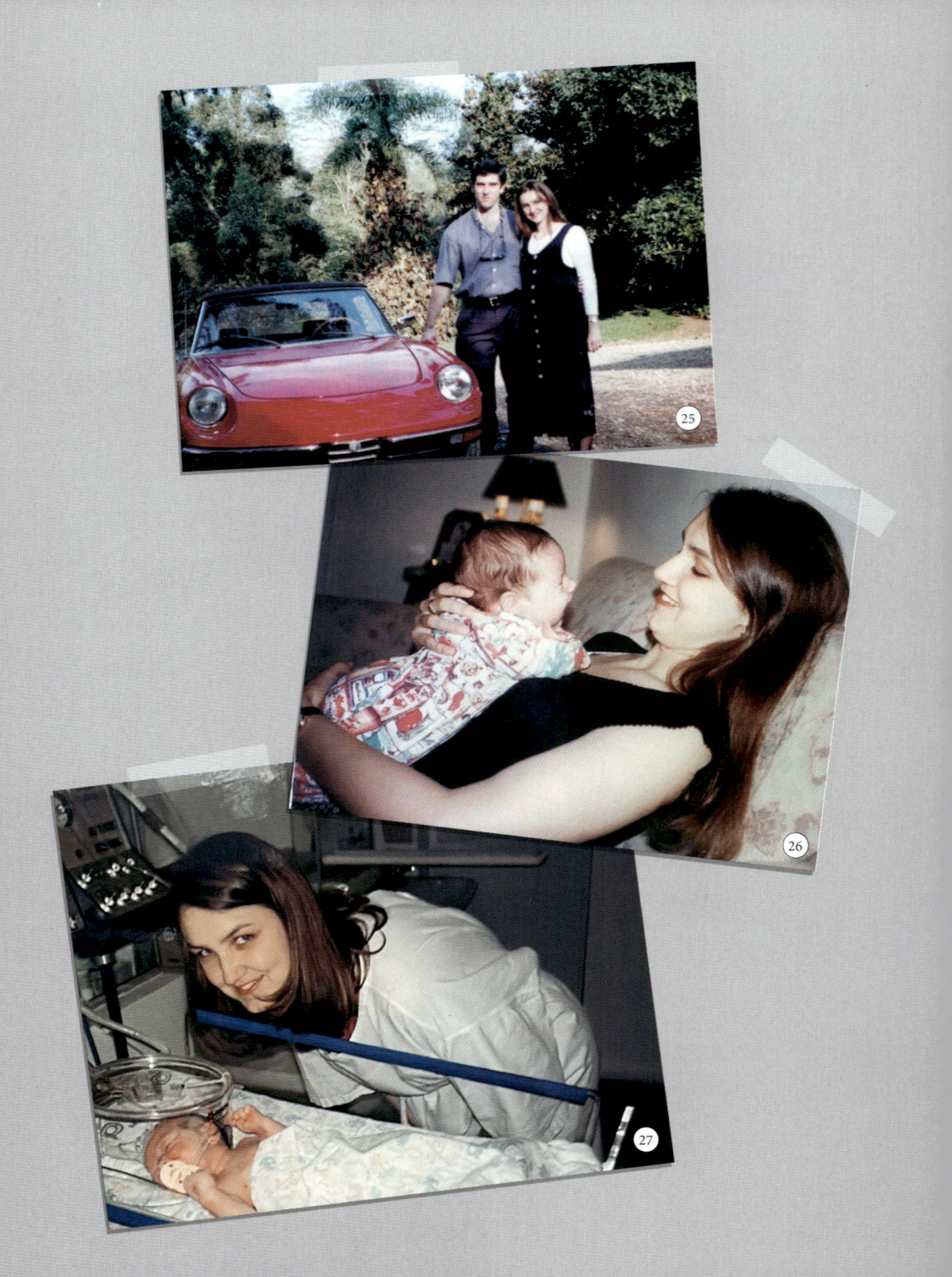

25. Paulo e eu, grávida da Carolina, com a Alfa Spider, 1994.
26. Nascimento da Carolina, 1994.
27. Nascimento do Marcelo, 1996.

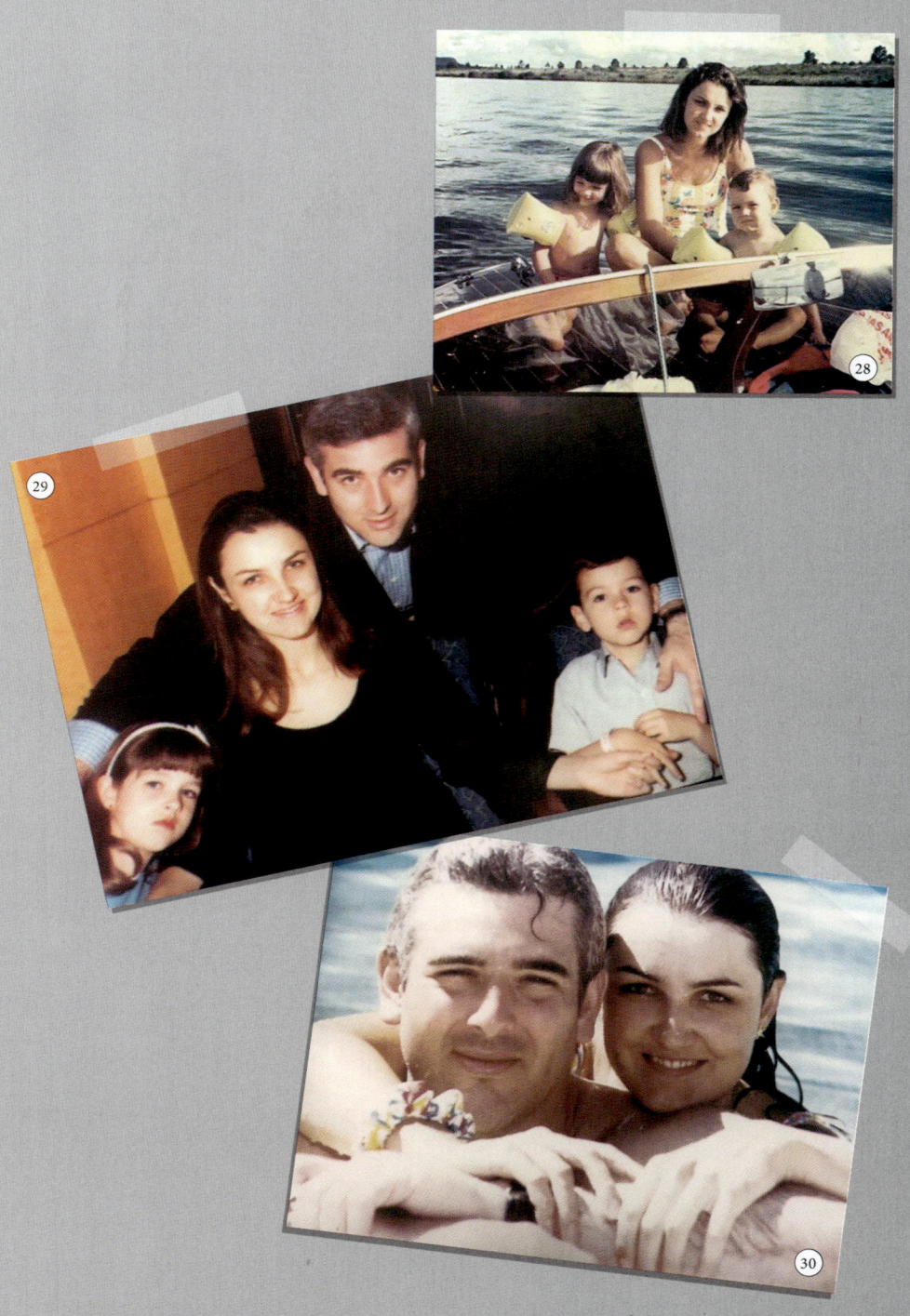

28. Carolina, Marcelo e eu no barco B&B, na represa do Broa, 1999.
29. Família na Disney, logo antes de descobrirmos a doença, 2000.
30. Paulo e eu em Angra dos Reis (logo antes da descoberta da doença). Virada do ano 2000 para 2001.

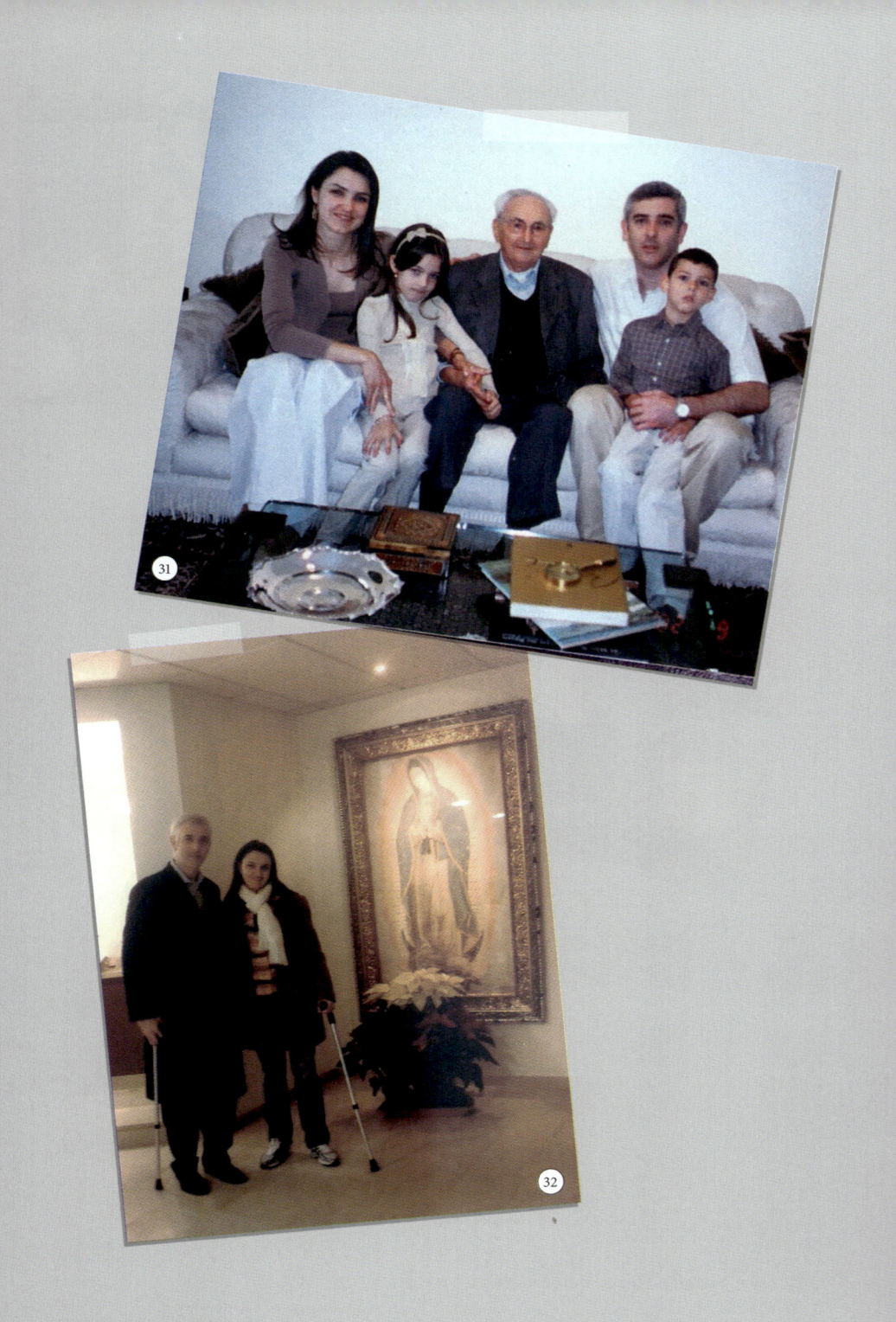

31. Festa Surpresa de 90 anos para o vovô Marcel, 2002.

32. Comemorando nossos 15 anos de casados em Roma, 2007.

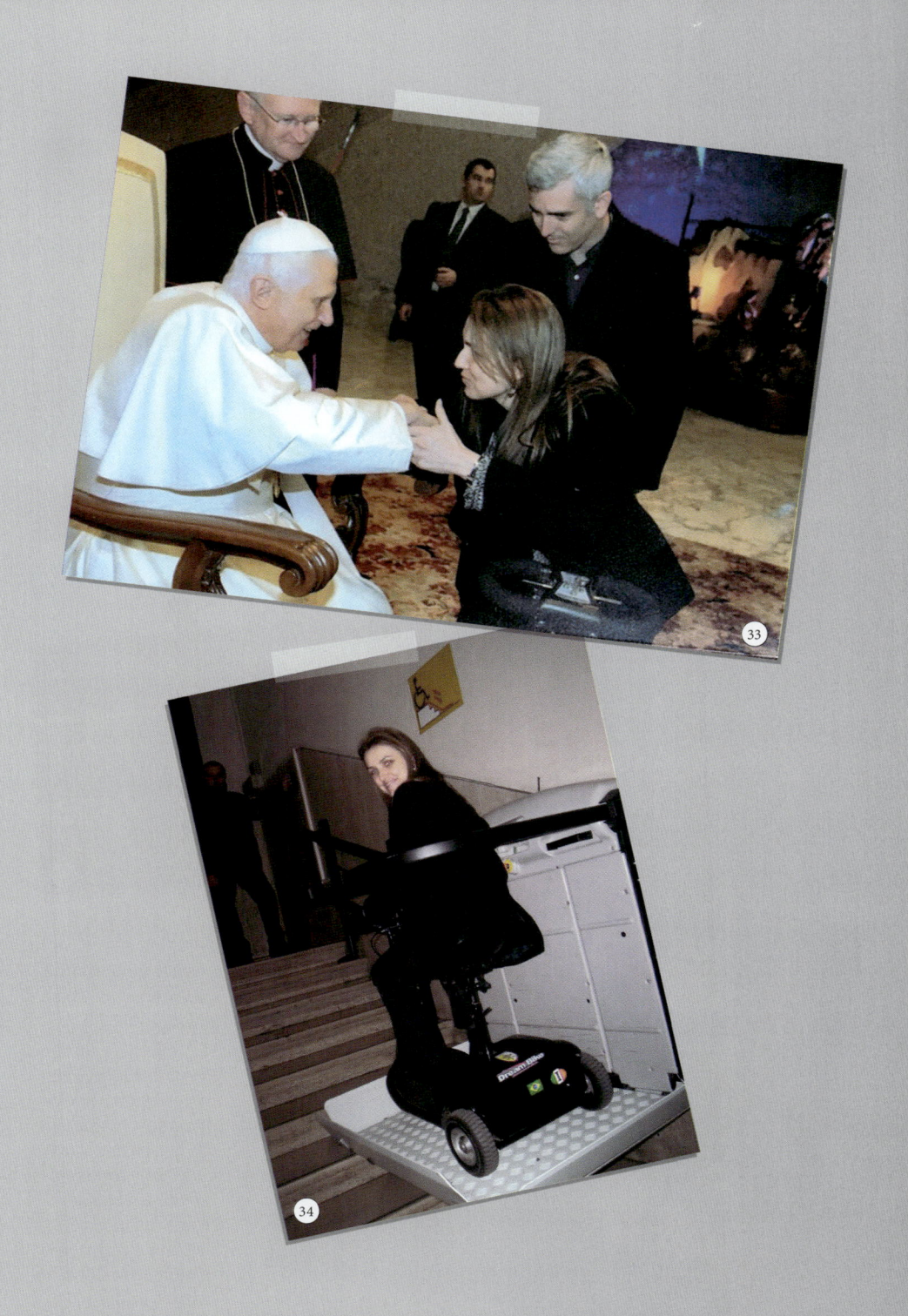

33. Paulo, Bambina e eu com Papa Bento XVI, 2007.

34. Eu, com minha Bambina, no Vaticano, 2007.

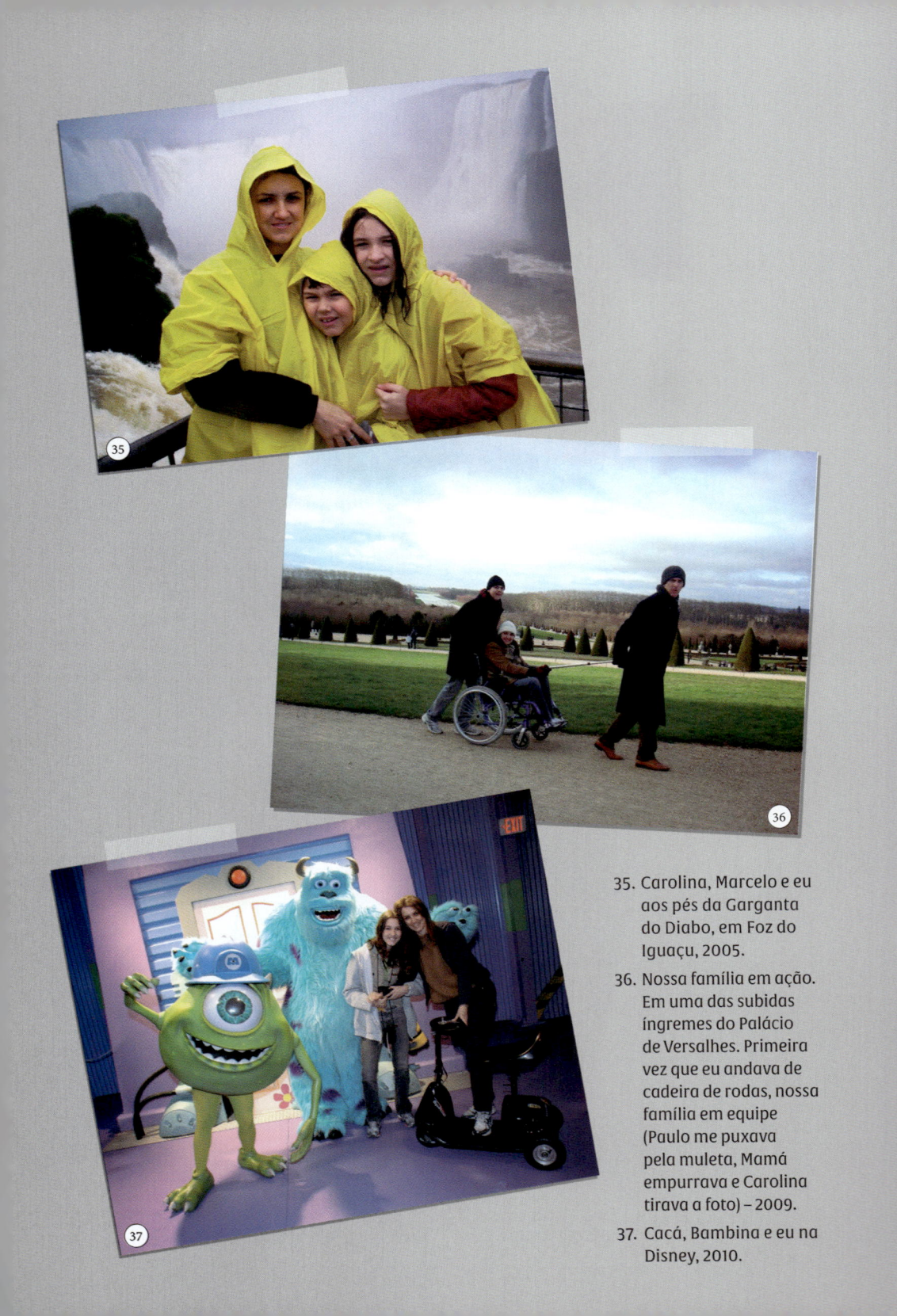

35. Carolina, Marcelo e eu aos pés da Garganta do Diabo, em Foz do Iguaçu, 2005.
36. Nossa família em ação. Em uma das subidas íngremes do Palácio de Versalhes. Primeira vez que eu andava de cadeira de rodas, nossa família em equipe (Paulo me puxava pela muleta, Mamá empurrava e Carolina tirava a foto) – 2009.
37. Cacá, Bambina e eu na Disney, 2010.

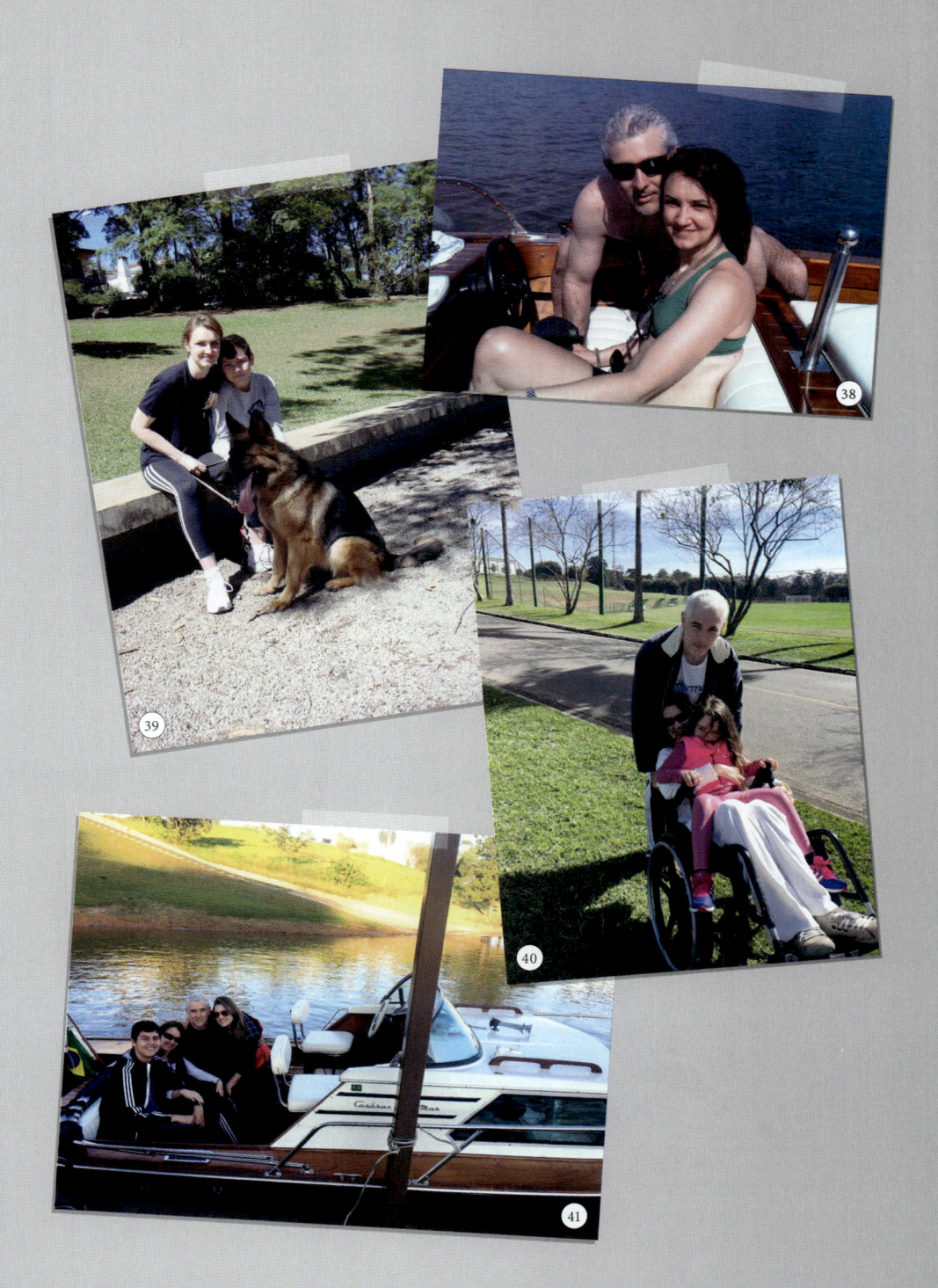

38. Paulo e eu no B&B, na represa do Broa, 2010.
39. Mamá, Zindi e eu, 2010.
40. Tetê e seus dindos, 2016.
41. Família em sua nova embarcação, a Buena 7, 2016.

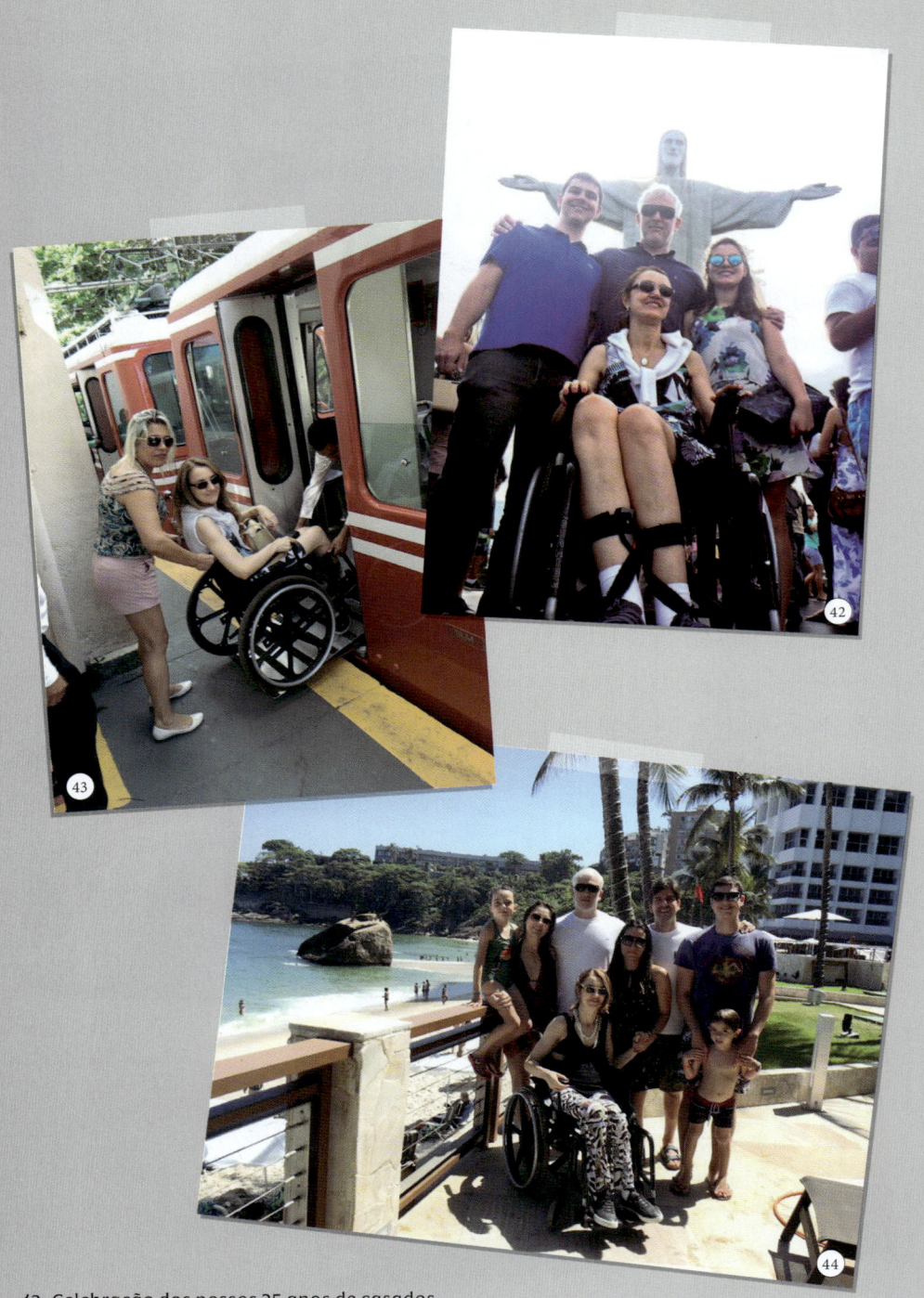

42. Celebração dos nossos 25 anos de casados, no Rio de Janeiro, 2017.

43. Ivone (representando a rede de apoio) e eu no Rio de Janeiro, a caminho do Cristo Redentor, 2017.

44. Encontro entre Marcelo, Flavia, Stella e João, no Rio de Janeiro, na nossa comemoração de 25 anos de casados, 2017.

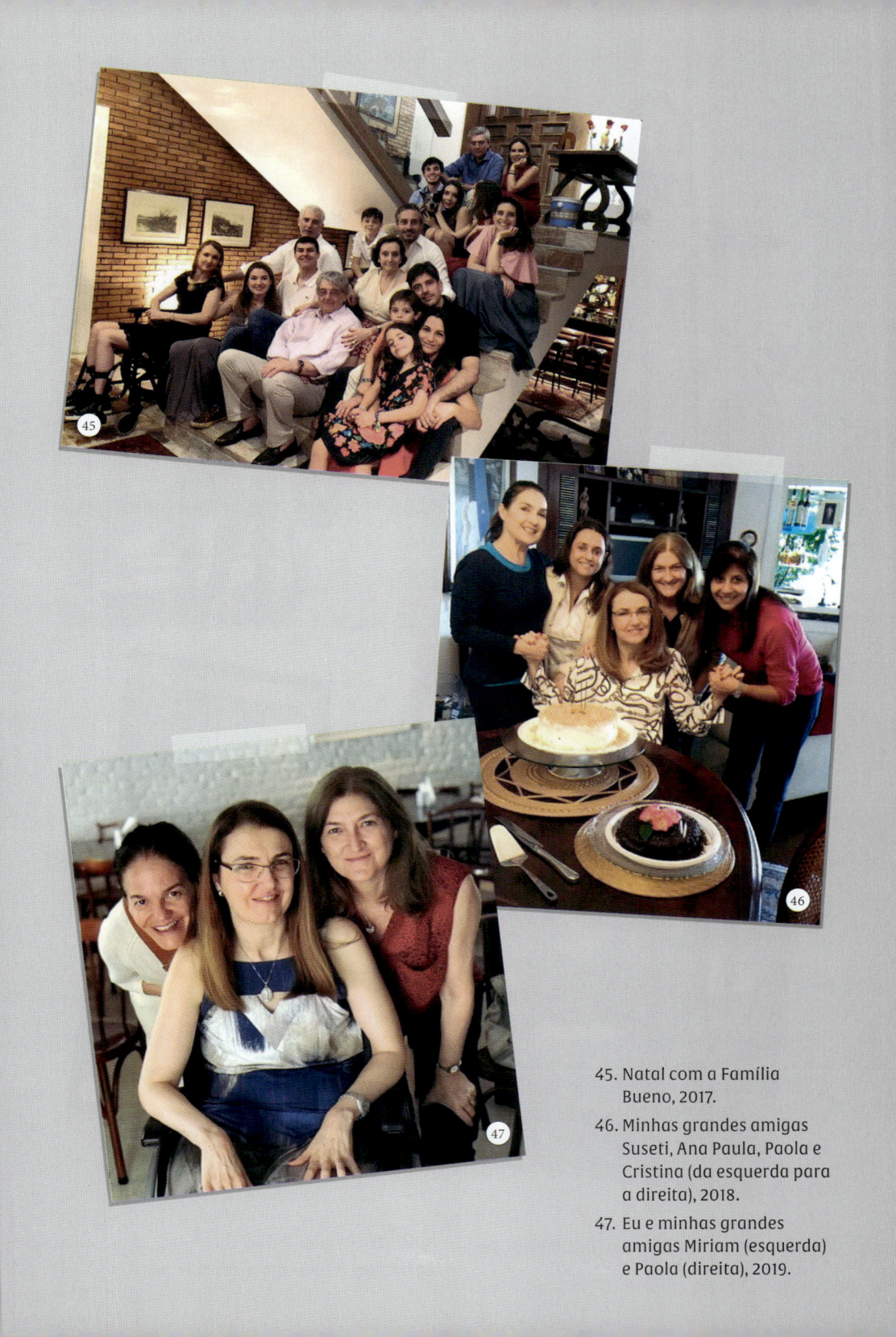

45. Natal com a Família Bueno, 2017.
46. Minhas grandes amigas Suseti, Ana Paula, Paola e Cristina (da esquerda para a direita), 2018.
47. Eu e minhas grandes amigas Miriam (esquerda) e Paola (direita), 2019.

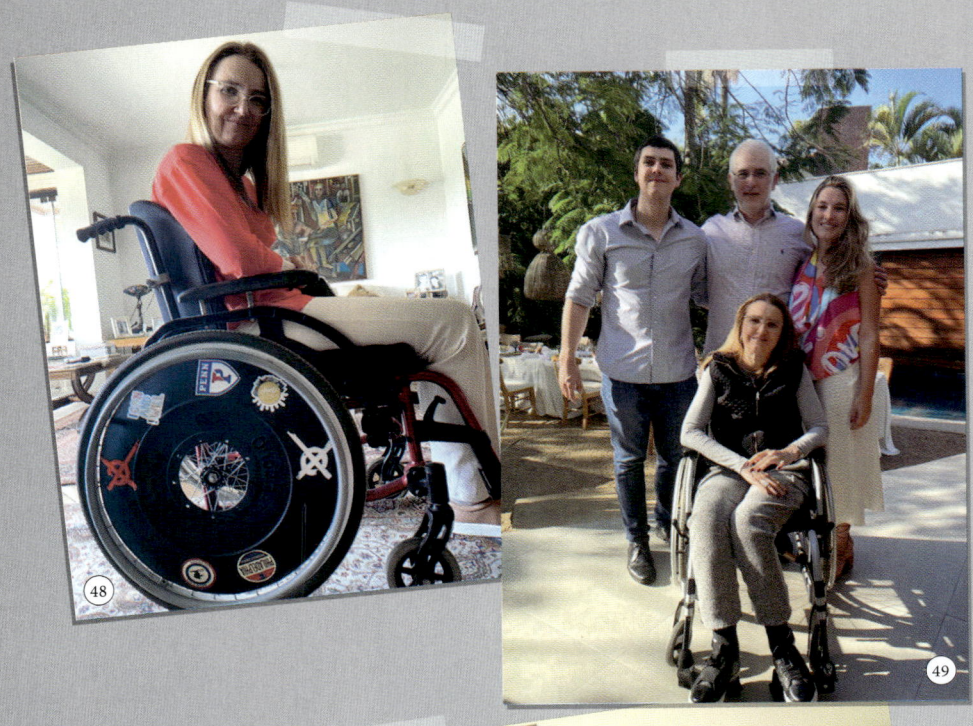

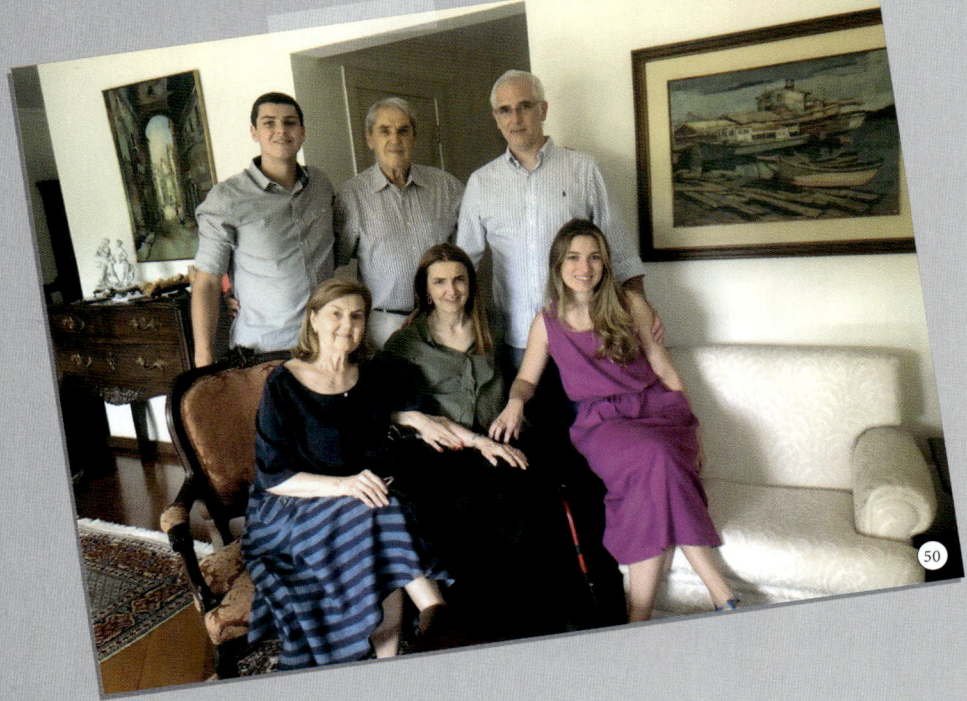

48. Em minha cadeira de rodas com adesivos trazidos dos EUA pela Cacá, 2022.

49. Nossa família, 2022.

50. Nossa família com meus pais, 2022.

REDE DE APOIO

Perto do Natal de 2015, comecei a ter enjoos e seguidas infecções urinárias. Naquela época, o Dr. João, assistente do Dr. Matheus e o médico que melhor conhecia o meu caso, passou a tomar conta dos meus tratamentos. Os enjoos e infecções chegaram a tal ponto que tive de ser hospitalizada. Foi montada uma junta médica que me diagnosticou com intoxicação por excesso de vitamina D — à época, meu único tratamento. Tivemos que desintoxicar o meu organismo e suspender as altas doses. E, para lidar com as infecções, eu precisaria fazer sondas de alívio.

Naquele momento, quem ainda me ajudava em tudo era o Paulo. Ele fazia questão de me dar suporte físico, suprir as minhas dificuldades e era com quem eu me sentia mais confortável. As pessoas que trabalhavam em casa também nos apoiavam como podiam. A Ivone trabalha conosco há muito tempo, e nessa época passou a me ajudar sempre que o Paulo não estava em casa. Conforme as dificuldades foram aumentando, a Graça — que já tinha sido a cuidadora do vovô Marcel e que, depois que ele faleceu, passou a ajudar meus pais — voluntariou-se para me ajudar com a cozinha, preparando deliciosas comidas para nossa família.

Nessa época também resgatamos o contato da Raquel, que tinha sido babá do Paulo quando ele era criança e já havia cuidado da Cacá e do Mamá quando eram pequenos. Ela ficava comigo uma vez por semana, e, nesses dias, além de contar com o apoio físico, eu tinha uma amiga para me alegrar e fazer companhia. A Raquel me levava ao shopping, a restaurantes diferentes, e chegamos a ir juntas até ao Santuário de Aparecida. Ela tem uma neta, a Bia, que na época era pequena e às vezes vinha com ela para me animar. Ainda assim, eu sentia que faltava uma rede de cuidadoras com escala específica para me apoiar.

Quando voltamos para casa depois da internação, Paulo sentiu que era o momento de montar essa rede. A sonda era um novo elemento íntimo e delicado a ser incluído na minha rotina. Seriam três profissionais: uma de segunda a quarta, outra de quarta a sexta e outra nos finais de semana. Todas ficariam ao meu lado e me dariam suporte durante o banho, a troca de roupa e a sonda. Ali, formou-se minha rede de apoio oficial, que mais tarde passei a chamar de "as minhas meninas".

A decisão tirou a sobrecarga do Paulo e permitiu que ele voltasse a ficar comigo nos bons momentos e não só nas horas difíceis. Com o alívio do papel de cuidador, ele pôde se concentrar mais nas funções de marido e de pai, e todos ganhamos com isso: contando com as cuidadoras — todas profissionais de enfermagem —, eu e a minha família tínhamos conforto e paz, sabendo que eu sempre estaria assistida. A era do improviso havia acabado.

Além da ajuda física, as meninas dão cor à minha vida. Elas são jovens, alegres e me falam sobre seus namorados, maridos ou filhos. Quando Paulo pensou na escala da equipe, ele tinha em mente justamente isso: me oferecer novidades três vezes por semana. Afinal, elas sempre chegam com coisas novas para contar! Cada uma do seu jeito, elas garantem música e risadas no meu dia a dia, além da segurança e carinho de que preciso.

Além dos meus médicos e das minhas meninas, minha personal trainer, minhas terapeutas, meus cabeleireiros e minhas amigas seguiram fazendo parte dessa enorme rede de apoio que deixa minha vida mais leve e alegre.

DESAFIOS CONSTANTES

A vida com esclerose múltipla é complexa, cheia de variáveis, e, por vezes, novas agravantes são inesperadamente adicionadas ao quadro geral. Foi o que aconteceu em 2016, quando comecei a sentir uma dor insuportável na face. O Dr. João me disse que ela se localizava no meu nervo trigêmeo, e que era uma das piores dores existentes, comparável à dor do parto. Ele me receitou um remédio chamado Tegretol, que me derrubava física e psicologicamente — sem conseguir eliminar de vez as dores. Nos picos de sofrimento, cheguei a tomar cinco doses do remédio em um único dia.

A dor no trigêmeo vem em pontadas e é tão intensa que te faz viver com medo, de tal forma que eu ficava inteira retraída quando desconfiava que ela poderia chegar. Minha família a comparava a um vendaval ou a um terremoto, porque eu começava a chorar desesperadamente e eles não podiam fazer nada a não ser segurar a minha mão e ficar ao meu lado, rezando para que aquilo passasse o mais rápido possível. Os picos de dor podiam durar vários minutos, e eram tão intensos que até a saliva batendo na parte interna da minha boca aumentava a agonia — por isso eu usava uma toalhinha para morder e secar a bochecha.

Entre uma crise e outra, descobri navegando nas redes sociais um médico especialista em nervo trigêmeo. Conversei com Paulo e insisti que deveríamos visitá-lo. No começo o Paulo foi relutante, mas insisti tanto nessa ideia que lá fomos nós. O médico mencionou a possibilidade de uma cirurgia, mas antes resolveu mudar meu remédio para o Trileptal, que tinha um princípio ativo diferente. Em um passe de mágica, aquela dor sumiu! Passamos a chamar esse episódio de "o milagre da internet", graças ao alívio que me proporcionou por algum tempo.

Além da dor no trigêmeo, outro inconveniente surgiu: um nistagmo. Inexplicavelmente, meus olhos começaram a tremer. De acordo com o Dr. João, era uma reação do meu corpo — que podia estar relacionada à doença ou ao medicamento. Ele pediu para reduzirmos o número de doses do Trileptal e avaliarmos se haveria alguma melhora, mas sabíamos que, sem o remédio, a dor logo voltaria: foi mais uma escolha difícil a ser feita.

Quem repara nos meus olhos percebe que as pupilas ficam tremendo o tempo todo. Isso significa que eu enxergo tudo tremido — algo extremamente aflitivo para mim. Tive muitas idas e vindas ao médico para tentar resolver o tremor, mas nunca encontramos uma resposta.

Tempos depois, a Cacá me perguntou:

— Mãe, passou o tremor? Você nunca mais falou dele.

— Cacá, está tudo exatamente igual, filha. Mas o que eu vou fazer? Ficar reclamando?

— Perguntei para saber, mãe... continua ruim, né?

— Continua, filha. Continua péssimo, mas reclamar não vai adiantar nada, né?

Não, ficar me lamentando não era uma opção. Meu olho continua tremendo, e vou viver minha vida com ele assim mesmo. Lido com as dificuldades no dia a dia, conforme aparecem, e aprendi a conviver com os problemas que ainda não têm solução: minha cruz é do tamanho que posso carregar.

Depois de muitos meses de alívio com o Trileptal, nosso "milagre da internet" deixou de fazer efeito e o medo da dor voltou. Esse foi um verdadeiro trauma, que veio com um altíssimo custo emocional para toda a família. Mas em pouco tempo outro milagre on-line aconteceu.

Nas pesquisas que eu seguia fazendo no meu tempo livre, descobri pelo Facebook um especialista em cirurgia no trigêmeo. Discutimos a possibilidade com o Dr. João, que disse ser um procedimento relativamente simples, mas que gostaria que fosse realizado por um médico de sua confiança. Nós seguimos seus conselhos e a operação foi um sucesso.

Mas é claro que a história não foi tão simples assim! Às vésperas da data marcada para a cirurgia, fomos a uma pizzaria com Stella, nossa afilhada, e, saindo do restaurante, Paulo — que estava empurrando minha cadeira de rodas — não viu um degrau à frente e eu acabei caindo. Foi a minha primeira queda desde que passei a usar a cadeira de rodas: lembrei-me dolorosamente da adrenalina de um tombo! Chorei muito, mas por sorte acabei machucando apenas a perna. Mais uma vez, Jesus me pegou no colo: poderia ter sido muito pior. Felizmente a queda não atrasou o cronograma da minha cirurgia. Por isso, nas semanas da minha recuperação, estava eu com uma perna machucada e o nervo do trigêmeo queimado.

O importante é que a cirurgia produziu exatamente o efeito desejado: tirou as dores e reduziu a necessidade de tratamento com Trileptal a dois comprimidos por dia. A partir daí, nunca mais tive os terríveis picos de dor que outrora sentia. Depois de uma longa tempestade, conseguimos reassumir o controle da nossa embarcação.

NOVAS FORMAS DE VIVER

Além dos tratamentos tradicionais e das aventuras que tivemos, ampliamos nossos olhares e descobrimos ferramentas efetivas que traziam muito mais qualidade de vida para mim e, por consequência, para toda a família.

O Dr. Tiago foi muito importante nesse processo. Ele nos foi apresentado pelo Marcelo, meu cunhado, e me atende realizando uma abordagem global sobre o meu estado de saúde. Especialista em medicina chinesa, ele não enxerga apenas a doença em si, mas tem sensibilidade para ver meu quadro por completo — trazendo soluções que consideram os aspectos físicos, mentais e emocionais. A aplicação de acupuntura foi uma técnica que me trouxe bons resultados. Na sua sabedoria, o Dr. Tiago não deixa de observar os meus sintomas específicos, como uma infecção urinária ou um estado depressivo, e até hoje cuida da minha saúde.

O Canabidiol também passou a integrar meu receituário médico, depois de um longo processo de aceitação. Como muitas pessoas, tínhamos preconceito contra ele: como tomar um remédio feito de maconha? Aos poucos, ficamos a par de vários estudos científicos sobre o assunto e nos convencemos de que o tratamento merecia uma chance — agora não mais obstinados pela cura, como nos primeiros anos da doença, mas com a intenção de atenuar os desconfortos do dia a dia.

A interlocutora desse tratamento era a Dra. Maria, uma médica adepta da vida saudável e com um lastro forte na fundamentação científica. Ela nos trouxe informações valiosas que passamos a adotar: a importância da alimentação na rotina familiar — com a retirada de ingredientes inflamatórios e a inserção de gorduras boas na dieta. Além disso, disse que não iniciaria qualquer tratamento sem que antes eu fizesse uma dieta *detox*.

Foram trinta árduos dias sem comer chocolate, doce, farinha branca ou leite. Mesmo sofrendo os efeitos da privação, como fome, mau humor e dor de cabeça, eu resisti às tentações! A partir dessa desintoxicação, passamos por uma reeducação alimentar que afetou toda a família e dura até hoje.

Foi então que a Dra. Maria receitou o Canabidiol, e logo nos primeiros dias os resultados começaram a aparecer. Um dos ganhos mais perceptíveis foi a estabilização do meu humor — especialmente nos dois primeiros anos. Os movimentos da mão ficaram um pouco mais firmes e o meu sistema cognitivo também melhorou muito, com uma recuperação significativa da atenção e da memória. Isso nos fez perceber como a vida ficou melhor com essa nova medicação e com os novos hábitos — que vieram para ficar!

Quanto aos tratamentos mais tradicionais, chegou até nós — por intermédio do Dr. João, sempre atento aos avanços científicos e tecnológicos — uma nova medicação, chamada Ocrevus. Na época, a nossa munição em termos de medicina convencional tinha acabado. Eu também já estava no limite de todos os tratamentos disponíveis desde a minha intoxicação por excesso de vitamina D. O Ocrevus era a nova esperança que surgia.

Considerado um medicamento de última geração e extremamente moderno, foi descrito como capaz de barrar o tipo específico de anticorpo que agride a mielina sem comprometer o restante do sistema imunológico. Além da vantagem de me exigir menos tempo no hospital, ele só é aplicado de seis em seis meses — intervalo bem maior em comparação com as outras medicações — e tem poucos efeitos colaterais. Atualmente ele é meu único tratamento — com o Canabidiol e a vitamina D.

A esperança nos novos avanços científicos veio acompanhada de alguns obstáculos. Entre as dificuldades que se tornaram comuns para nós estão as batalhas judiciais a fim de garantir a cobertura integral dos tratamentos tecnológicos e de alto valor pelo nosso plano de saúde. Infelizmente, no Brasil, os planos de saúde ainda tentam se ater ao rol da Agência Nacional de Saúde Suplementar (ANS), que nem sempre é atualizado na mesma velocidade das novas descobertas medicinais. Por isso, remédios mais avançados e mais adequados para determinado paciente podem ser negados pelas empresas — o que aconteceu conosco mais de uma vez.

No nosso caso, temos o privilégio de poder contar com o apoio jurídico do meu sogro e, mais recentemente, da minha sobrinha Isabella. Juntos, eles encontraram soluções jurídicas viáveis para questionar as negativas do plano de saúde e alcançar os tratamentos mais avançados e adequados recomendados pelos médicos. Nós rezamos e torcemos para que cada vez mais pessoas tenham conhecimento e acesso a essas soluções jurídicas, para que materializem o seu direito à saúde.

Depois de algum tempo me tratando com Ocrevus, medicina chinesa e Canabidiol, outro tipo de terapia integrativa chegou até mim por meio da minha cunhada Flávia.

Ela trouxe para a minha vida um olhar de esperança e sempre conversou comigo em tom positivo, me elogiando e me incentivando a fazer novas coisas. Perto dela, eu me sinto à vontade e empoderada, sempre lembrando mais do que eu ainda tenho do que das coisas que perdi com a doença. E sinto que ela faz isso naturalmente, vindo do coração.

Ela havia feito um curso de uma técnica chamada *Healing*, um alinhamento de energias que cuida do corpo a partir da resposta às questões emocionais. Flávia e sua professora, Wilma, decidiram juntas quem viria aplicar essa técnica em mim. A escolhida foi a Claudia, que, além da prática terapêutica, sempre conversa comigo e me ajuda a revisitar os pontos sensíveis da minha história.

É com essa verdadeira junta de terapeutas e médicos que administro as minhas questões de saúde, sempre buscando o maior conforto possível.

LUZ E SOMBRA

Desde que descobrimos a doença, talvez a maior dificuldade que enfrentamos seja a oscilação entre períodos de tristeza e desânimo e outros de normalidade — e mesmo até certa euforia. No começo eu não conseguia entender esses diferentes momentos, mas com o passar do tempo isso foi ficando mais claro para mim. Os períodos de cansaço melhoraram com os tratamentos, mas os de tristeza sempre foram muito agudos, a ponto de se tornarem perceptíveis depois de tantos relatos do Paulo, das crianças e até dos meus pais. Hoje fica claro que, nessas fases, nem eu mesma me aguento! Então, só posso imaginar como é difícil para as pessoas que convivem comigo: é mais uma grande prova de amor.

Nem eu e nem a minha família compreendemos o que acontece. O fato é que, por alguma razão, um gatilho é disparado e uma chave vira — seja para entrar nesse estado de desânimo ou para dele sair. Isso acontece do nada, de uma hora para outra, cada vez de um jeito diferente — sem um padrão ou uma regra.

A mudança de humor é tão evidente que convencionamos entre nós que seriam duas Chris se alternando no palco, como em uma peça de teatro: uma alegre e falante, que quer fazer uma porção de coisas; e outra triste e deprimida, que não tem vontade de sair de casa e tem medo e preocupação o tempo todo. Tenho certeza de que seria um estouro de bilheteria no teatro! Mas, na realidade, é muito doloroso para mim e para toda a família. Meu marido e meus filhos sempre dizem que gostariam que essas duas Chris estivessem frente a frente algum dia — mas, infelizmente, isso não é possível.

Com uma dose de humor, tentamos atenuar a dificuldade de momentos que exigem muito de todos nós. As dores já não são tão frequentes, já me acostumei com a cadeira de rodas e toda a nossa família aprendeu o valor da união e do amor como nossa principal fonte de força. A doença continua presente, e, hoje, nosso principal desafio é encontrar uma solução para a variação do meu humor. Mas, assim como todas as vezes pelas quais rezamos e pedimos a Deus por sua misericórdia, tenho fé que a resposta para os desafios de hoje — e do futuro — sempre virá.

VINTE E CINCO ANOS DE CASADOS

O ano de 2017 foi um ponto de luz na história da minha família. Ele começou com uma semente plantada no Natal de 2016, quando fomos para o agreste nordestino visitar os projetos sociais do nosso amigo padre — que costuma fazer uma ceia para mais de duas mil pessoas por meio de doações e voluntariado. Nós quatro nos voluntariamos para ajudá-lo, e, enquanto eles serviam as mesas, fiquei encarregada de receber as pessoas na entrada — função que, acompanhada da Ivone, eu bem poderia executar da minha cadeira de rodas. Foi uma experiência linda. Juntos, pudemos celebrar o Natal servindo as pessoas. Iniciamos o Ano-Novo nutridos pela generosidade e pelo amor.

Foi em 2017 também que iniciei os tratamentos com o Ocrevus e o Canabidiol. Pela primeira vez em mais de quinze anos, estabilizamos a doença e conseguimos ver algumas melhoras — especialmente nas minhas oscilações de humor. O ano de 2017 também foi muito especial para os meus filhos, que estavam crescendo. A Cacá se formou na faculdade de direito e o Má ganhou o campeonato de basquete do Economíadas, depois de um ano de muito treino e dedicação. Além disso, no dia 15 de dezembro, Paulo e eu faríamos 25 anos de casados.

Com tantos motivos para agradecer, decidimos comemorar as nossas bodas de prata em família, no Rio de Janeiro. Acompanhados mais uma vez pela Ivone, nosso braço direito, visitamos pontos turísticos como o Corcovado e o Pão de Açúcar. Também recebemos bênçãos especiais preparadas pelo Padre Zé Maria, um Legionário de Cristo amigo da nossa família que mora no Rio. Ele rezou uma missa de bodas particular e nos abençoou aos pés do Cristo Redentor.

A aventura — marca registrada de nossas viagens em família — também deu as caras no Rio! Após chegar praticamente ao topo do Corcovado, me deparei com uma escada rolante, sem nenhuma alternativa de acesso. Como eu já tinha chegado até lá, não poderia desistir de subir os últimos metros... então, o Padre Zé Maria nos ensinou a encaixar a cadeira de rodas na escada rolante — algo que ele havia aprendido com outro amigo cadeirante. Foi assim que enfrentamos a falta de acessibilidade e pudemos admirar a vista da Cidade Maravilhosa em família. Apesar do risco que corremos, valeu a pena poder apreciar juntos o Rio de Janeiro lá de cima.

Animado com as nossas comemorações, o Padre Zé Maria nos convidou para um jantar com um grupo de famílias de sua paróquia. Ele disse que precisávamos contar a nossa história para aquelas pessoas, como forma de exemplo e incentivo. Essa foi a primeira vez que abrimos o coração e contamos os episódios da nossa vida para os outros, incluindo todas as dificuldades e todos os bons momentos. Muitos puderam se enxergar no nosso relato e nos disseram que isso aumentava muito sua a fé. Também ficamos felizes de estar com aquelas jovens famílias, e pudemos ver, mais uma vez, a força das pessoas rezando juntas.

Nessa viagem, tivemos mais uma surpresa emocionante. O Marcelo e a Flávia foram até o Rio, levando a nossa afilhada Stella e o caçula, João Batista. Pensando que tinha sido graças aos comentários do Marcelo, tantos anos antes, que eu e o Paulo ficamos juntos, essa presença teve um brilho ainda mais precioso. Pudemos festejar juntos e celebrar essa data com nossos filhos, nosso sobrinho e nossa afilhada.

No nosso último dia no Rio, quando eu e Paulo finalmente chegamos ao quarto do hotel, vimos que havia um buquê de rosas-brancas sobre a cama. Ao seu lado, estava um cartão dizendo "Eu sempre estive aqui". A surpresa, feita com carinho pela Cacá, fazia menção às rosas de Santa Teresinha, que sempre apareceram nos momentos mais especiais de nossas vidas. Antes de voltar para São Paulo, deixamos as flores na Igreja de Nossa Senhora da Paz, fechando com amor e fé aquela viagem inesquecível. Naqueles dias, sentimos intensamente a presença de Deus nas nossas vidas e relembramos que, de fato, Ele sempre esteve olhando por nós.

EPÍLOGO

MINHA PRIMEIRA MISSÃO

Desde pequena, sempre admirei o casamento e a família como instituições. A minha família sempre foi o meu alicerce. Quando conheci o Paulo, percebi que ele seria meu companheiro de vida e sonhei em construir minha família ao seu lado. Queríamos ter dois filhos: uma menina e um menino. E as coisas acabaram saindo exatamente como sonhamos: primeiro nasceu a Carolina, e depois o Marcelo.

Para mim, sempre esteve muito claro que eu tinha uma missão importante como mãe. Quando a Carolina nasceu, parei de trabalhar para me dedicar exclusivamente a ela. O drama do nascimento do Marcelo apenas confirmou minha verdadeira vocação. Eu sabia da importância de estar por perto, participando dos momentos importantes em suas vidas, além da sua educação e formação. Acho que sempre fui uma mãe dedicada, atenta a cada detalhe e preocupada com a vida dos meus filhos.

Levei-os à escola, ao inglês, ao dentista, ao pediatra. Estudei com eles e observei-os crescer — cada um do seu jeito. Esta era a minha função: fazer aqueles dois pequenos se transformarem em grandes seres humanos, capazes de se relacionar com as outras pessoas, sempre pautados nos nossos valores e crenças: no respeito, na amizade, na solidariedade e, principalmente, no amor. Por isso sempre gostei de apertar e beijar cada um deles. Nunca faltou esse amor caloroso aqui em casa.

Mesmo depois da descoberta da doença, em 2001, segui cumprindo meu papel, ainda que com algumas mudanças. Eles cresceram, formaram-se na escola, aprenderam a nadar (exigência do Paulo) e a falar inglês; fizeram primeira comunhão, aprenderam a rezar e a ter fé; entraram na faculdade e, o mais importante, tornaram-se pessoas com um coração enorme, força e determinação impressionantes. Muito disso atribuo à maneira como encaramos meu problema de saúde — sempre unidos e confiantes.

O Marcelo, mais parecido comigo, é gentil e prestativo, procurando sempre unir as pessoas e efetivamente se importando com elas (acho que o basquete muito lhe ensinou sobre a importância do trabalho em equipe). Outra característica do Má é sua fé inabalável. Exemplo de integridade, ele sempre pensa e age de acordo e em direção àquilo que acredita — sem desvios. Formado em administração pública pela FGV, hoje ele está terminando uma segunda faculdade, agora em direito, na Universidade São Judas Tadeu. Com o objetivo firme de se tornar policial federal, ele segue estudando com foco, determinação e resiliência para os concursos públicos.

A Carolina, mais parecida com Paulo, é amiga, filha, irmã e neta exemplar. Ela tem um coração enorme, sempre preocupada em ajudar os outros com palavras doces e iluminadas. Parece ter rodinhas nos pés — vive viajando e se relacionando com "mil gentes", como eu quando era mais jovem. Eu sempre disse que, com a sua determinação, ela chegaria aonde quisesse. Hoje, formada em direito pela FGV e depois de passar um ano fazendo mestrado na Universidade da Pensilvânia, nos Estados Unidos, ela mora e trabalha em Washington. Ela sempre nos liga para contar as novidades, e costuma nos visitar para matarmos um pouco a saudade, que é muita... daqui eu fico exultante em saber que minha filha está realizada e conquistando o mundo.

Nossos dois filhos aprenderam a correr atrás dos seus sonhos, com fé e perseverança. São amigos fiéis e exemplares, e concretizam o que falam. Minha missão como mãe já parecia cumprida, e meus filhos estavam prontos para voar e desempenhar a missão que Deus lhes confiou. Por onde estiverem, sei que levarão sempre as lições que aprenderam aqui em casa, sendo a principal delas amar, amar muito e rezar por todas as pessoas, principalmente pelas que estão precisando!

MEU GRANDE SONHO

Em 2018, fomos passar o Ano-Novo na casa do Marcelo e da Flávia em Florianópolis. Passamos aqueles dias perto do mar, aproveitando nossa afilhada Stella. Foi ali que comentei com a Flávia sobre o meu sonho de escrever um livro contando a nossa história. Ela foi a primeira pessoa que levou a ideia a sério, dizendo, com firmeza, que eu tinha tudo para torná-la realidade.

Desde pequena eu fazia agendas, anotando detalhes como se fossem diários. Na nossa casa, fiz um conjunto de murais que exibem fotos e frases que registram pedaços da minha história. Eu sempre disse que eles eram o esqueleto do livro que um dia eu escreveria.

Durante a pandemia, a ideia tomou mais força. Aqueles dias que passamos juntos aumentaram muito a nossa união. Depois de anos sozinha em casa, estávamos novamente juntos durante todo o dia. Naquele período difícil, no qual o mundo inteiro se viu fechado entre quatro paredes, eu, que tinha aprendido a ser feliz na vida do lar, tornei-me uma referência para a minha família. Por dentro eu me senti fortalecida com a presença diária deles. Juntos, montamos quebra-cabeças e fizemos almoços temáticos. A Cacá passou a pedir semanalmente flores coloridas que alegravam nossa sala. Seguimos a nossa fórmula, enfrentando uma grande pandemia com pequenas ações que deixavam nossos dias mais alegres e leves. Estávamos juntos, e era isso que importava.

O ano de 2020 seria emblemático para a nossa família. Eu e Paulo iríamos comemorar nossos cinquenta anos e fazer uma viagem em família para Portugal. Eu estava muito animada! Por causa do aumento nas minhas dificuldades, já fazia algum tempo que eu não viajava para fora do Brasil. Mais uma vez, porém, os planos de Deus eram diferentes dos nossos: em vez de ir para Portugal, estávamos em quarentena dentro de casa, sem perspectiva de saída.

Quando nos aproximamos do dia de comemorar os meus cinquenta anos, Cacá percebeu que eu estava muito triste com a mudança de planos e decidiu me presentear com um filme. A ideia foi juntar uma série de depoimentos de familiares e amigos queridos contando sobre momentos importantes que passamos juntos — e não apenas um compilado de cumprimentos pelo aniversário. Esse filme foi mais um passo — talvez o mais decisivo — em direção ao meu livro.

O que ela produziu foi quase um documentário, com duas horas de duração e mais de setenta depoimentos de pessoas que marcaram minha história, com músicas e fotos de todos esses meus cinquenta anos. E o que os depoimentos tinham em comum? Todas as pessoas expressaram, de alguma forma, a importância de minha trajetória — sempre dizendo o quanto valorizavam meu exemplo e força.

Aquele vídeo realmente me deixou muito emocionada, e custei a acreditar que era verdade. Ver todas aquelas pessoas me fez perceber que, muito além de uma viagem para outro continente, o presente mais valioso que eu podia receber sempre esteve por perto: minha própria história. Uma história que construí com muito amor, com luta e com tanta gente especial. Naquele momento ainda não tinha caído a ficha de que minha missão como mãe havia terminado. Meus filhos estavam criados, mas eu sentia que Deus queria me mostrar algo a mais — algo tão importante quanto ser mãe.

Acho que a pandemia mexeu com todo mundo. Quem, afinal de contas, não parou para refletir sobre questões existenciais durante todos os meses que passamos trancados em casa e com um futuro incerto à nossa frente? Quem, afinal, não refletiu sobre os próprios valores e sobre aquilo que é realmente importante na vida? Quem em sã consciência não teve medo de morrer ou de perder um ente querido? Para a nossa família, não foi diferente. Foi um período de grande aprendizado e reflexão.

Quando a Flávia me apresentou a Claudia como terapeuta, sempre que ela me pedia para pensar em algo que me deixasse feliz, eu lembrava do vídeo dos meus cinquenta anos. Aquilo teve um significado muito poderoso para mim. Juntas, Flávia e Claudia me incentivaram muito a finalmente concretizar meu sonho e me apresentaram à Adriana Calabró, escritora que nos ajudou nesse processo. Foi naquele momento que demos o pontapé inicial para o projeto deste livro.

ENCONTRANDO UMA NOVA MISSÃO

A escrita de *Um dia de cada vez* reflete o meu caminho até encontrar uma nova maneira de ver a vida. Em determinado momento, depois da descoberta da doença, resolvi parar de perguntar por que aquilo tudo havia acontecido comigo e resolvi aceitar carregar a cruz que me coube. Passei a me concentrar mais no que Deus me havia dado e a reclamar menos por causa daquilo que havia perdido. Passei a aceitar, confiar e agradecer. A Misericórdia de Deus trouxe de volta a luz para nossas vidas, e eu passei a enxergar as coisas de outra forma. A cura sempre será uma possibilidade. Eu ainda tenho esperanças. Mas viver bem, um dia de cada vez, é o que realmente interessa.

Entreguei a minha vida nas mãos daquele Jesus Misericordioso, a quem peço paz todos os dias. Paz que nada mais é do que a força de cair e levantar novamente na certeza de que nunca estamos sozinhos e de que Ele olha por nós. Essa mudança de postura permitiu que Deus me mostrasse com clareza a nova missão que havia me dado.

Dizem que a vida só faz sentido quando somos importantes para alguém. Quando você tem filhos, isso fica muito evidente: eles dependem totalmente da atenção dos pais. Quando nos casamos, também existe esse sentimento. Meu marido e meus filhos são os meus maiores tesouros — e todos os dias eles me mostram como esse sentimento é recíproco. Mas eu sentia que Deus tinha um plano ainda maior. Sou uma boa mãe e esposa, mas como poderia fazer a diferença para outras pessoas?

Deus faz as coisas com perfeição, à sua maneira e no seu tempo. Aos poucos, Ele foi me fazendo ver que o fato de eu ser uma pessoa tão jovem, carregando um problema de saúde tão evidente — em uma cadeira de rodas — e ao lado de uma família tão bonita e unida, não era algo trivial.

Com o tempo, os pontos foram se alinhando. Muitas vezes, ao sair da missa na Capelinha, pessoas que não nos conheciam nos paravam para dizer que admiravam o nosso exemplo, vendo nossa família unida e rezando, todo domingo, carregando aquela cruz com dignidade e leveza.

Tem um velho ditado que escutamos certa vez, quando visitamos nosso querido amigo padre, que diz: "Palavras convencem, mas o exemplo arrasta". Mas como o meu exemplo poderia ser importante? Como o exemplo da nossa família poderia tocar as pessoas? Eu nunca havia pensado nisso, mas era isso que Deus estava querendo me mostrar.

Naquela noite no Rio de Janeiro quando comemoramos os nossos 25 anos de casados, no depoimento que fizemos para todas aquelas pessoas, a receptividade foi tão grande que pudemos perceber a força do nosso exemplo. Ficou muito claro o quanto nossas palavras foram importantes para os que nos escutaram com tanta atenção. Várias pessoas vieram nos abraçar, e aquele enorme sentimento de gratidão fez transbordar meu coração.

Os anos seguintes, inclusive o período da pandemia, fortaleceram esse aprendizado e me trouxeram a dimensão de uma vida que pode ser desfrutada em cada momento, em cada alegria, mesmo com todos os desafios que ela impõe. Continuei a conhecer pessoas, a estabelecer laços, a viver bons momentos com meus pais e com o Paulo, fazendo viagens (e respeitando meus limites!), observando o crescimento pessoal e profissional dos meus filhos e, claro, cuidando da minha saúde de todas as formas possíveis — com esperança nos novos avanços da ciência e da medicina.

Um dia de cada vez, eu tomo o meu café, ouço meu passarinho cantar, recebo as boas notícias da Cacá e do Mamá. Um dia de cada vez, eu enfrento os desafios e, quando tenho uma queda de humor, me apego à certeza de que isso também vai passar. Um dia de cada vez, dediquei-me a colocar em palavras a minha história. O resultado foi que concluímos a escrita deste livro na mesma semana em que comemoramos o meu aniversário de trinta anos casada com o Paulo. Duas vitórias e duas provas do infinito amor que praticamos e que recebemos de Jesus Misericordioso.

Não há mais dúvidas. Jesus me mostrou a minha nova missão:

"Viver um dia após o outro, inspirar e motivar as pessoas a seguirem o caminho da Fé, da Solidariedade e do Respeito".

É para cumprir essa missão que eu e minha família vivemos hoje.

Um dia de cada vez.

PELOS OLHOS DE CADA UM

PELOS OLHOS DO PAULO

Chris foi minha primeira namorada, meu primeiro e único grande amor. Tínhamos apenas dezesseis anos quando nos conhecemos, e os anos seguintes foram de uma intensidade e companheirismo muito grandes. Crescemos juntos, aprendemos a viver juntos, sempre ajudando e apoiando um ao outro. Corremos, andamos de bicicleta, esquiamos na água e na neve, pescamos, mergulhamos, rezamos, viajamos, nos casamos e tivemos nossos filhos.

Modéstia à parte, sempre fomos um casal que chamava a atenção, e quando vieram nossos filhos isso ficou ainda mais evidente, já que eles sempre foram crianças muito lindas. Acho que a intensidade desses nossos primeiros anos juntos foi o alicerce para a relação sólida que temos e que seria fundamental para enfrentar o que viria pela frente.

Já tínhamos enfrentado alguns problemas sérios juntos, como a morte das nossas avós, o nascimento do Marcelo e as pneumonias da Carolina, mas, em 2002, quando tivemos o diagnóstico da doença da Chris, nos vimos diante do maior desafio das nossas vidas até aquele momento. Tínhamos apenas 31 anos, dois filhos pequenos e uma vida pela frente.

Nossa fé e união nos ajudaram muito naquele momento tão dramático. Difícil enfrentar o desconhecido, não conhecer o inimigo e ter apenas as piores perspectivas. Nessa hora, nos resta somente entregar nas mãos de Deus e viver um dia de cada vez, mas não é nada fácil.

No início eu tinha uma certeza muito grande dentro de mim de que, assim como fizemos até aquele momento, juntos teríamos a força para superar a doença e que ela ficaria curada. Foram anos em busca de soluções e tratamentos alternativos, sempre com muita força, fé e esperança. Também tivemos que promover mudanças no dia a dia da família, na medida em que a Chris não tinha mais condições de fazer certas coisas em casa ou relacionadas às crianças, devido à evolução da doença. Poder contar com o apoio do meu sogro e da minha sogra, que moram do nosso lado, sempre nos deu tranquilidade e paz. Sabemos que sem esse apoio não teríamos a mesma força.

O apoio dos meus pais, irmãos e cunhados sempre foi muito importante. Cada um do seu jeito e no seu tempo, todos são fundamentais para nós. Jesus nos dá uma cruz para carregar certo de que temos condição para isso. Ele também coloca as pessoas certas nos momentos certos para nos ajudar, e na nossa história sempre foi assim. Amigos, familiares e até mesmo os médicos e profissionais que passaram em nossas vidas, todos tiveram um papel fundamental na nossa batalha contra a doença. Cada um à sua maneira e no seu tempo.

Quanto aos nossos filhos, fizemos o possível para que não sofressem, mas é certo que eles sentiram as consequências da doença da mãe. Eu fiz o que pude para suprir certas lacunas, e a Chris, que já tinha feito o trabalho de uma supermãe durante os primeiros anos deles, mesmo depois da doença sempre fez o que esteve ao seu alcance para educá-los.

Hoje, fica claro para nós que nossos filhos se tornaram seres humanos diferentes justamente por terem vivenciado tudo isso e, principalmente, pela maneira unida, franca e aberta como enfrentamos o problema. Se eu e a Chris nos achávamos muito fortes naqueles primeiros anos, hoje nós quatro somos imbatíveis. A noção de que nossa família é uma equipe e de que, se um dos nossos está com problemas, os outros devem dar cobertura sempre esteve presente em tudo que fizemos. Foi esse espírito que nos fez viajar diversas vezes apesar de todas as dificuldades, sempre com muita alegria.

Demorou alguns anos até que ficasse mais clara a guerra que lutamos. Passamos a dar valor para as pequenas melhoras no estado de saúde da Chris, e nossa fé aumentou muito, principalmente quando conhecemos Jesus Misericordioso e o Terço da Divina Misericórdia, que passou a fazer parte da nossa rotina.

A esperança de uma melhora na condição de vida da Chris sempre existirá. Seguimos "combatendo o bom combate", como diz São Paulo, fazendo a nossa parte e entregando o restante nas mãos de Deus, que vai colocando as pessoas certas e abrindo as portas do nosso caminho: novos tratamentos, novos medicamentos, novas terapias e novos projetos, como este livro, por exemplo.

Contar esta história é a materialização de um sonho da Chris. Nesses mais de vinte anos de combate contra a esclerose múltipla pudemos perceber a importância do nosso exemplo, não só aqui em casa, para os nossos filhos, mas principalmente para as outras pessoas. O exemplo de como lidamos com um problema tão grande com tanto amor e leveza.

Hoje fica muito claro que Jesus nos pede para ser exemplo, nossa missão aqui na Terra.

PELOS OLHOS DOS MEUS PAIS

Há vinte anos, a esclerose múltipla era pouco conhecida. Tivemos sempre a confiança nos médicos e a esperança nos tratamentos indicados. Sempre soubemos que cada caso evoluía de maneira diferente, então não poderíamos prever como seria com a Chris.

Tivemos momentos difíceis, principalmente aqueles em que ela esteve em depressão. Mas, sempre com muita fé, passamos por eles, pois sabemos até hoje que nossa filha é uma guerreira que nunca desiste.

Quem nos deu muita tranquilidade foi o Paulo, que em nenhum momento mediu esforços para ajudar a nossa filha em todos os sentidos, com muito amor e dedicação. A Carolina e o Marcelo, hoje adultos, também estão sempre dispostos a ajudar e a colaborar com o bem-estar dos pais.

Eu sempre me imaginava morando perto da Chris. As crianças eram pequenas e toda sexta-feira eu almoçava com elas e dizia "a vodrinha vai morar aqui em frente". Assim que eu não precisei mais cuidar do meu pai, o sonho se realizou e viemos morar realmente MUITO PERTO. Para nos encontrarmos é preciso apenas pegar o elevador. Isso nos permitiu ajudar nossa família no que fosse preciso. Acompanhar a Christiane quando ia às consultas, exames, internações, levar e buscar as crianças na escola, no cursinho e até algumas vezes na faculdade. Pudemos acompanhar o crescimento dos nossos netos e estamos sempre por perto.

Digo sempre que nossa família é pequena em número, mas grande em amor.

PELOS OLHOS DO MARCELO

Eu nasci no dia 30 de outubro de 1996 com um problema de saúde e, por um milagre, me recuperei sem complicações. Em 2001, quando eu tinha quatro anos, minha mãe descobriu que tinha esclerose múltipla. Não tenho nenhuma lembrança dela antes da doença. Quando eu tinha onze anos, ouvi minha mãe tropeçar e cair na sala. Apenas eu e ela estávamos em casa e eu tive que ajudá-la a se levantar. Até hoje eu não sei de onde saíram as forças para tirá-la do chão.

Atualmente minha mãe está numa cadeira de rodas. E esses são apenas os aspectos físicos da doença. De tempos em tempos, eu chego em casa e encontro uma mãe alegre, sorridente, cheia de amor e esperança. De tempos em tempos, eu chego em casa e encontro uma mãe depressiva, sem ânimo e sem vontade de viver. Esses são os aspectos psicológicos da doença. Foi em um ambiente assim que eu e minha irmã crescemos.

Na minha família, desde cedo tivemos que aprender a conviver com a doença, como se ela fosse um "intruso indesejado". Meus pais se casaram em 1992 e minha irmã nasceu dois anos depois. Quando descobrimos a esclerose múltipla, meus pais não tinham nem dez anos de casados e eu e minha irmã éramos crianças pequenas.

Até os meus vinte e tantos anos eu acreditava que a esclerose múltipla era uma doença causada pelo estresse. Isso porque a piora da minha mãe se deu quando o meu bisavô, Marcel, faleceu. O meu raciocínio de criança foi muito simples: se a doença é causada por estresse, eu preciso evitar qualquer tipo de estresse na minha vida, para não desenvolver a doença. Além disso, eu não posso ser motivo de estresse para minha mãe, para não agravar sua situação; para meu pai, para que ele não desenvolva a doença; ou para qualquer outra pessoa que eu amo. Isso fez com que eu, desde cedo, me isolasse um pouco das pessoas para evitar trazer problemas e, consequentemente, estresse.

Uma das principais consequências da doença na minha vida foi a mudança da dinâmica familiar. Após o surto causado pela morte do meu bisavô, ficou cada vez mais difícil para minha mãe cuidar de nós, ao passo que ela necessitava cada vez mais de atenção e cuidado. A minha posição "isolacionista", de não dar trabalho, fez com que eu me afastasse um pouco da minha casa. Nessa fase, meus tios e avós me ajudaram muito, já que eu queria passar tempo com a Zindi, minha Pastora-Alemã, que morava na casa da minha avó paterna, além de ir quase todo final de semana na casa do meu primo, Gabriel, para brincar com ele.

Quando os meus avós maternos se mudaram para perto de nós, passei a cultivar uma amizade mais próxima com meu avô, Sylvio, que me levava todos os dias para o treino de basquete no Clube Pinheiros. Eu passava quase o dia todo longe de casa, indo para a escola de manhã e para o clube à tarde. O basquete me ajudou muito a enfrentar a doença da minha mãe, não apenas porque ocupava meu tempo, mas também pelos valores que me ensinou: a importância da dedicação, do trabalho em equipe e da perseverança.

Depois que me formei na escola e parei de treinar no Pinheiros, entrei na faculdade e comecei a treinar basquete pela FGV. Como minhas aulas eram de manhã e o treino de basquete à noite, eu passava o dia na faculdade. Esse isolamento de casa não foi proposital. Apenas hoje eu percebo que foi uma forma que encontrei de me proteger do trauma de ver minha mãe piorando, além de evitar o convívio com as variações de humor abruptas que ela tinha.

Tive sorte de ter nascido em uma família católica. Meu bisavô, Marcel, carregava em seu bolso uma oração chamada "Lembrai--Vos" que ele rezava todas as noites durante a guerra. No meu nascimento, minha madrinha, Fernanda, e minha avó, Silvia, rezaram a Novena das Rosas, de Santa Teresinha do Menino Jesus, pedindo pela minha cura. Quando descobrimos a doença de minha mãe, além dos tratamentos médicos, foi na fé que encontramos nosso primeiro porto seguro. Porém, em certo momento, por preguiça e pela dificuldade logística da minha mãe, fomos aos poucos deixando de frequentar a missa.

Uma vez eu ouvi um padre dizer que, apesar de nascermos em lares católicos, todos têm um momento de "conversão". A minha ocorreu após assistir ao filme *A Paixão de Cristo*, de Mel Gibson. O filme narra as últimas horas de Jesus, do sofrimento no horto das oliveiras até a sua ressurreição. A coisa que mais me encantou nesse filme foi ver a coragem com que Jesus enfrentava uma situação injusta, aceitando todo tipo de sofrimento corporal e psicológico.

Ao conversar com um padre sobre o filme, ele me explicou que todo aquele sofrimento tinha como objetivo a redenção das pessoas, como se Cristo sofresse para que nós não precisássemos sofrer. Nesse momento, encantado com o sacrifício de Jesus, eu mergulhei de cabeça na religião católica e comecei a estudar seus ensinamentos, doutrinas e as histórias de seus santos. Atualmente eu percebo que fui o primeiro na minha família a aceitar que a minha mãe jamais voltaria a andar e que ela talvez nunca se curasse, justamente pelo exemplo de aceitação dado por Cristo na Cruz.

Porém, isso tudo ocorreu no mesmo momento em que meus pais, há algum tempo longe da Igreja, buscavam formas alternativas de tratamento, incluindo tratamentos "espirituais". Eu não compreendia por que eles buscavam tanto alguma resposta fora da Igreja, sendo que, para mim, a resposta sempre estivera do nosso lado. Foram alguns anos de atritos com minha família: eles me consideravam um fundamentalista religioso, ao passo que eu considerava as atitudes deles uma traição ao sacrifício da Cruz.

Eles nunca deixaram de ser católicos, mas foi apenas em 2012 que eu convenci meu pai a voltar a frequentar a missa comigo. Ao perceber a união e o bem que isso estava fazendo a nós, minha mãe e minha irmã passaram a nos acompanhar. Foi também em 2012 que meus pais conheceram o Terço da Divina Misericórdia. Por muitos anos fomos à missa em família, e acho que isso foi um ponto crucial na ressignificação da doença para todos nós.

Hoje em dia, meus pais rezam diariamente o Terço da Misericórdia e são um exemplo de fé para mim, rezando muito mais pelas outras pessoas do que por si próprios, e minha irmã continua frequentando a missa todos os domingos. Na minha casa tem diversas imagens de santos da Igreja, mas meus pais criaram uma devoção especial pela imagem de Jesus Misericordioso, que traz consigo o dizer: "Jesus, eu confio em Ti". Para mim, nenhuma imagem se compara ao Cristo Crucificado, motivo de minha "conversão", que me mostrou o caminho para suportar todo o sofrimento que passei com a doença da minha mãe. Hoje eu afirmo que a fé é um dos principais pilares da minha família, e a Cruz o principal pilar da minha vida.

Por termos sido obrigados a conviver com a esclerose múltipla por quase toda a nossa vida, eu e minha irmã amadurecemos muito cedo. Por um lado, não queríamos dar trabalho para nossos pais, já que nossa mãe estava doente e nosso pai precisava cuidar dela. Ao mesmo tempo, queríamos ajudá-los a passar pelos momentos de dificuldade. Quase nunca brigávamos quando éramos pequenos, e depois que crescemos passamos a recorrer um ao outro quando surgia algum problema. Como fizemos a mesma faculdade, íamos juntos, e muitas vezes eu a levava e buscava no trabalho, em festas etc.

A minha irmã é uma das pessoas que eu mais admiro e em quem mais confio, sempre preocupada com o bem-estar das pessoas e pronta para ajudar a todos, característica que ela puxou de meus pais, e que foi aperfeiçoada com a doença da nossa mãe.

O meu pai é o meu maior herói. Ele enfrentou uma doença desconhecida, cuidou da esposa e de dois filhos pequenos, além de trabalhar incansavelmente, quando tinha apenas trinta anos. Além disso, ele passou os últimos vinte anos procurando tratamentos e opções para melhorar a qualidade de vida da minha mãe. O exemplo de caráter e lealdade dele para com a nossa família, e sua fé inabalável e comovente, são os ensinamentos mais valiosos que eu tive em toda a minha vida. O amor que ele demonstra todos os dias, através de suas ações, pela minha mãe e por nós, faz com que ele seja a rocha na qual todos nós sempre depositamos a nossa confiança. Com ele eu aprendi na prática que a verdadeira vocação de um homem é se entregar a se sacrificar pelas pessoas que ama, tal qual Cristo fez na Cruz.

Já a minha mãe é a pessoa mais forte que eu conheço. Como o meu pai, ela era muito jovem quando foi diagnosticada com esclerose múltipla, e eu não consigo imaginar o medo que sentiu ao saber que teria que conviver pelo resto de sua vida com uma doença incurável, sabendo que tinha duas crianças para cuidar. Apesar dos anos e das dificuldades físicas e psicológicas, ela sempre buscou enfrentar os problemas, aceitando com esperança todos os tratamentos que surgiam e buscando viver a vida da forma mais "normal" possível.

A principal característica da minha mãe sempre foi ser uma pessoa calorosa e estimulante, e vê-la em cima da cadeira de rodas com um sorriso no rosto é um exemplo que comove todas as pessoas que a encontram.

A guerra contra a esclerose múltipla pela qual eu e minha família passamos moldou por completo a minha personalidade. Os valores que construí, a minha fé inabalável em Cristo e a união da nossa família foram os salva-vidas que me permitiram enfrentar toda e qualquer dificuldade, e o exemplo dos meus pais foi a maior aula que eu poderia ter.

Em uma passagem do Evangelho, os apóstolos perguntam a Jesus por que um homem nasceu cego. Cristo responde que foi assim para que se manifestassem nele as obras de Deus (Jo 9:3). As pessoas às vezes acreditam que os milagres necessariamente são obras grandiosas, mas a minha experiência mostrou que a vida sempre esteve repleta de milagres, desde o meu nascimento até a produção deste livro.

Ver a minha família bem hoje em dia é a comprovação de que, toda vez que acordamos, Deus opera um milagre em nós, e que, todos os dias, Deus nos dá a oportunidade de operar incontáveis milagres na vida de milhões de pessoas. Minha mãe faz isso da sua cadeira de rodas.

Por isso, hoje eu só tenho a agradecer. Agradecer à minha irmã por todas as batalhas que enfrentamos e vencemos juntos. Agradecer ao meu pai por ser o meu herói e o meu porto seguro.

Agradecer à minha mãe por cada beijo, sorriso e abraço que me deu, além de ser o maior exemplo da minha vida. Por fim, preciso agradecer à esclerose múltipla, por ser o instrumento utilizado por Deus para derramar Sua Graça sobre a minha família e permitir todos os milagres que vivemos, um dia de cada vez.

PELOS OLHOS DA CAROLINA

Querida Cacá,
Enquanto eu pensava em como escrever este depoimento e contar a história da minha mãe pelos meus olhos, meu coração só conseguia pensar em você — na Cacá de sete anos que descobriu que a pessoa que mais amava estava doente. Eu não consigo falar com você, mas talvez eu consiga falar com outros filhos e filhas que estão em um lugar parecido — e isso já me parece bom o suficiente.

Eu vim aqui para dizer que vai ficar tudo bem!! A sua pessoa do futuro é muito feliz, forte, cheia de amor e sonhos realizados. Nenhuma doença vai afetar isso. Eu prometo! Se quiser mais detalhes: hoje eu moro nos Estados Unidos, vim estudar aqui e fiquei por mais alguns anos trabalhando! Meu assunto preferido no trabalho é saúde — acho que esse assunto esteve tão presente na nossa vida desde sempre, que meus olhos brilham ao pensar que eu posso ajudar outras pessoas que passam pelo que nós passamos!

Quando me mudei para cá, fechei os olhos ao entrar no avião e pensei em todas as pessoas que eu amo. Imaginei cada uma delas sorrindo para mim, animadas com os próximos capítulos da nossa vida. Mamãe estava lá, na sua cadeira de rodas. Ela estava bem, em um dos dias alegres. Falante, orgulhosa e fazendo mil perguntas. Papai estava lá também, do seu jeito mais sério, sem drama, feliz por fora, mas por dentro se perguntando como iria sobreviver sem mim (risos). Saber que todos estavam bem foi MUITO importante para que eu viesse realizar esse sonho com o coração tranquilo e um trampolim de amor me impulsionando em direção ao mundo.

Mas nem sempre foi assim. Até chegarmos aqui, vivemos uma LONGA jornada, com altos e baixos.

Eu não me lembro de você, Cacá de sete anos. E eu sinto muito por isso! Acho que aquela parte protetora da memória apagou boa parte da fase em que descobrimos a doença. Apagou várias lembranças da nossa infância também... A primeira coisa de que eu me lembro com precisão é do meu pai nos dizendo que "nossa família era um time e um dos nossos jogadores estava machucado, então cada um de nós ia ter que correr um pouquinho mais rápido". Talvez eu tenha levado a sério demais esse pedido, e, desde então, cuidar do nosso time sempre foi a primeira coisa na minha cabeça. Diferente das outras crianças, por dentro eu sempre tinha a preocupação de como a minha família estava emocionalmente, como eu iria cuidar da nossa jogadora machucada e qual era o momento que eu precisaria correr mais rápido.

— Será que a escola vai ter elevador e um lugar acessível para minha mãe sentar na formatura? Como pode o Arco do Triunfo não ter um elevador?

— A perna da mamãe está arrastando mais, será que ela vai cair quando não estivermos em casa? Ela deveria ir para a cadeira de rodas, mas nenhum de nós tem coragem de dizer isso...

— Será que essa montanha-russa da Disney é radical demais para ela?

— Será que esse ano ela vai estar triste no Natal de novo? Como eu posso deixá-la mais feliz?

— Papai parece preocupado demais. Como será que eu consigo ajudá-lo?

Essas perguntas mostram os desafios que enfrentamos desde cedo: acessibilidade, depressão, aceitação, adaptação....

Acessibilidade é o tipo de palavra que você só compreende quando precisa. Vivemos andando por aí e raramente reparamos se as calçadas são rebaixadas ou se há um elevador. Já parou pra pensar como uma pessoa deficiente vai ao banheiro em um voo internacional?

Vinte e dois anos se passaram e eu sigo em busca dessa resposta. A resposta preliminar que encontrei até agora é: não vai, usa uma sonda no caminho (uma resposta horrorosa!). Minha família hoje em dia é muito consciente das barreiras de acessibilidade, mas nunca permitimos que isso nos afetasse. Minha mãe ia de muletas, cadeira de rodas, e, quando precisava, meu irmão ou meu pai a carregavam no colo.

No começo, a doença não nos impediu de fazer absolutamente nada. A única vez que me lembro de termos desistido de algo foi quando tivemos a otimista ideia de fazer um curso de mergulho em família. Minha mãe entrou em pânico durante o treinamento na piscina quando percebeu que precisaria das pernas, que já não respondiam tão bem... Podíamos ter pensado nisso antes? Sim, mas não pensamos. Aprendemos e paramos o curso. Era algo da nossa família, e, se mamãe não podia participar, não fazia sentido continuarmos... Nós sempre fomos assim, fazíamos (ou deixávamos de fazer) JUNTOS.

Tirando o curso de mergulho, a dificuldade física nunca nos parou. Para nós, minha mãe era a mesma: nós a víamos muito além da doença. E uma das melhores características dela era ser companheira e aventureira. Mas a esclerose múltipla veio de mãos dadas com uma doença muito mais poderosa e paralisante — a depressão.

De forma simplificada, desde que a minha memória me permite lembrar, minha mãe fica deprimida por aproximadamente quinze dias a cada dois meses. Quase sempre a depressão vem em datas importantes: o Natal, o aniversário dela, nossos aniversários, uma viagem. Isso melhorou um pouco ao longo dos anos.

No começo ela ficava deitada com as luzes apagadas. Hoje ela levanta e passa o dia pela casa, só que não parece ela. Parece que alguém tirou sua alma, sua energia, sua alegria. Ela fica apática, às vezes chora, às vezes se pergunta por que tudo isso aconteceu com ela, às vezes nos diz que está exausta e não aguenta mais.

Para mim, dentre todas as doenças, a depressão é a mais difícil de controlar e de explicar. Ela deve doer profundamente no paciente, e eu posso dizer que ela também dói muito para quem está por perto. Não existe nada mais destruidor do que ver a pessoa que você mais ama no escuro e não poder fazer nada para acender a luz.

A depressão doeu em mim de tantas formas. A primeira dor se chamava insuficiência. Eu cresci ouvindo que o maior sonho e alegria da minha mãe era ter uma filha. Mas toda vez que eu conversava com ela, pedindo para que melhorasse e "voltasse" da depressão, tinha a impressão de que ela nem sequer me ouvia. Parecia que nenhum de nós era suficiente para fazê-la querer viver.

Ver a minha mãe em depressão também fez crescer em mim um sentimento gigante de culpa. Como eu poderia aproveitar a minha vida enquanto a pessoa que eu mais amava estava deprimida na cama, ou enquanto meu pai e meus avós estavam arrasados por vê-la assim...? Eu me sentia responsável por deixar o mundo da minha família um pouco melhor, e, diante da depressão, o que restava era insuficiência e culpa.

Eu me sentia sozinha. Eu era pequena, às vezes ouvia músicas tristes e sentia que tudo aquilo era uma grande injustiça. Tinha dias em que eu gritava com a minha mãe, dizendo que aquilo era uma injustiça, que ela tinha que se ajudar e melhorar. Os gritos só a faziam chorar mais... Depois que cresci um pouco, tinha dias em que eu só tentava encher minha agenda e sair de casa para não ter que ver aquela situação, que me deixava tão triste. Às vezes ocupava o meu tempo ajudando os meus amigos a resolverem os problemas deles, tentando esquecer do que estava acontecendo na minha casa. Mas eu sempre voltava. E sempre voltava a me sentir responsável.

A verdade é que todos nós nos sentimos responsáveis. Cada um de nós sentia sua parte de dor, sua parte de culpa.

A depressão doeu muito, mas ela também me mostrou o que é o amor incondicional. Há 22 anos a depressão se repete exatamente do mesmo jeito: por quinze dias. Logo minha mãe está de volta. Nós podíamos simplesmente esperar quinze dias, seguir vivendo a vida. Mas há 22 anos, durante os quinze dias de depressão, nós seguimos tentando deixá-la um pouco mais feliz. Tentamos lembrá-la de coisas boas. Meu pai tenta levá-la a lugares legais e preparar comidas gostosas. Meus avós a visitam, falando com voz engraçada e rezando o terço com ela. A depressão segue durante quinze dias. E nós seguimos tentando. Se conseguirmos que dure apenas catorze, já será uma grande vitória. E acho que seguiremos assim para sempre. Existe forma maior de amor do que essa?

Observar meu pai e minha avó lidando com a depressão também me ensinou muito. Sabe quando falam de compaixão? Empatia? Meu pai e minha avó conhecem minha mãe melhor do que ninguém e, mais importante do que isso, a conhecem antes da doença. Talvez por isso eles tenham uma noção maior do quanto a doença foi dolorosa para ela. Eles também têm a sabedoria de distinguir quem é minha mãe fora da doença. E foi assim que meu pai criou nossa "fórmula" para lidar com a depressão. Sempre que algum de nós está revoltado ou desmotivado com a minha mãe por causa da depressão, meu pai nos lembra que "Essa não é sua mãe. Essa é a doença". É uma frase simples, mas poderosa, que nos ajuda a ter mais empatia e a perceber que não é culpa dela.

E talvez esse seja um dos maiores desafios de uma família que enfrenta uma doença: aceitar que aquilo não tem culpado. A verdade é que os problemas ficam mais fáceis quando existe um "vilão". Mas, no caso de doenças, como a esclerose múltipla e a depressão, o vilão é um ente oculto, invisível. Entre todas as pessoas envolvidas, não há culpado, nem vilão. É apenas um fato triste. Cada um está dando o seu melhor.

O melhor conselho que posso te dar, Cacá, é: acredite na fórmula do papai. Ela realmente é mágica e verdadeira. Mamãe e a doença são duas pessoas completamente diferentes. Hoje, eu penso assim: a cada dois meses a depressão vem e tenta derrubar a mamãe. Por quinze dias ela consegue. No final, mamãe sempre vence e volta para nós! Mas, quando for difícil ser otimista, se respeite e cuide do seu coração. Dê amor para a mamãe até onde você conseguir. Se estiver doendo muito, pare e se cuide. Cuide da sua energia, que é importante para tantas outras coisas na sua família.

No futuro, nossa família vai chamar nossa história de *Um dia de cada vez*. Você provavelmente ainda vive uma fase com um ritmo bem diferente desse nome, em que vivemos contando os dias para que a mamãe se cure. Nossa fé na cura segue firme, mas, com o tempo, a perspectiva mudou bastante. Os anos passaram, e, infelizmente, a doença não. Durante um período, ela só piorou. Mamãe passou a usar uma muleta... depois duas... depois foi para a cadeira de rodas. Tivemos que montar uma rede de apoio. Tivemos que aceitar tudo isso. Convencer a mamãe não foi fácil... Quando chegar a hora de convencê-la, espero que todos consigam ser gentis. Não vai ser fácil... ela vai brigar, não vai querer muletas, nem cuidadoras. O jeito é ir introduzindo as mudanças com carinho e sem pressa — um dia de cada vez!

Uma doença como a esclerose múltipla não é uma corrida de cem metros, mas sim uma maratona. Não adianta colocar toda a energia na largada. O segredo é administrar a energia e se manter firme durante todo o caminho! Uma arma poderosa é perceber as pequenas coisas que deixam a vida mais alegre: vai ter viagens, vai ter passarinhos, vai ter ovos de Páscoa compartilhados. Essas pequenas coisas vão deixar a vida mais leve, ainda que a doença fique mais pesada! E, quando ficar pesado demais para você, para o papai, para a mamãe, para o Mamá e para os seus avós, Deus vai colocar anjos no caminho que irão segurar na nossa mão e garantir que sigamos em frente.

Talvez a doença fique mais pesada ao longo dos anos, mas, vivendo um dia de cada vez, nossa vida vai ficar mais leve. Quando descobrimos a doença, levamos nossas obrigações muito a sério. E isso foi pesado demais para todos. Como filha, eu me sentia tão responsável que falava às pessoas que eu tinha duas missões no mundo: (i) a minha missão para com a minha família e (ii) a minha missão individual. Eu dizia que só sairia de casa quando sentisse que tudo estava resolvido e tivesse a certeza de que minha família estava bem.

Vim te contar o que eu aprendi sobre essa dupla missão: ela é impossível. As coisas nunca estão totalmente resolvidas. Você não é responsável por solucionar os problemas da sua família. Ninguém é. Na verdade, sua família já está bem — eles têm fé, têm amor, e isso resolve quase tudo! A verdade é que o melhor que você pode fazer pela sua família é ser o seu melhor para eles e para o mundo. Nada mais. Nada menos.

Quando você começar a perceber isso, suas ações vão passar a ser menos o reflexo de um senso de obrigação e mais um reflexo do seu coração. E é o seu coração que vai te levar mais longe, transformando seus sonhos em realidade. Em 2020 o mundo vai passar por um momento louco de pandemia — você provavelmente não vai acreditar, mas, durante alguns meses, ninguém vai sair de casa. E, nesse momento de isolamento, você vai plantar as sementinhas de dois sonhos que estão se realizando hoje:

1. Um dia, você vai perceber que mamãe está triste porque vai fazer cinquenta anos no meio da pandemia. Você vai se lembrar do sonho antigo dela de escrever um livro e vai preparar um livro-filme de presente para ela. Você vai achar simples, mas vai receber mais de setenta depoimentos de pessoas que amam e admiram a mamãe! Isso vai mudar tudo! Vai plantar no coração dela a semente para insistir no sonho do livro "para lembrar às pessoas que têm esclerose múltipla que no final fica tudo bem!".

2. Pensando tanto em sonhos, você vai se lembrar do seu sonho de estudar fora do Brasil e vai se candidatar para o curso que vai mudar a sua vida. A primeira frase da redação para nossa prova de admissão será "Everything I do is defined by a core aspect of my personality: the way I see and deal with challenge"[3], e vai contar sobre como nossa família me ensinou a ser mais empática, mais responsável, mais adaptável, mais criativa.

---

3   Tradução: Tudo o que faço é definido por um aspecto central da minha personalidade: a maneira como eu vejo e lido com problemas.

Quando eu finalmente passei, a culpa me fez uma última visita: "E se acontecer alguma coisa enquanto eu estiver fora? E se minha mãe estiver pior no dia que eu voltar?". E foi aí que percebi que a pior culpa seria a sensação de não ir. A esclerose múltipla trouxe por muito tempo um senso de preocupação e obrigação, mas ela também desenvolveu em toda a minha família um senso de urgência e um valor diferente para as coisas. Qualquer um pode ter esclerose múltipla aos trinta anos, qualquer um pode piorar aos 35. Então, o que nos resta é realizar nossos sonhos hoje. E, se existia alguém que entenderia isso, seria a minha família. Eles foram os primeiros a se emocionar com a notícia, a celebrar a conquista, a sonhar comigo sobre o próximo capítulo.

A imagem de todas as pessoas que eu amo sorrindo para mim, felizes com a realização dos meus sonhos, é minha lembrança favorita. Ela resume com tanta leveza o que ficou depois de tudo que passamos até aqui: o AMOR.

Talvez tenha sido essa mesma sensação transformadora que minha mãe teve quando assistiu a seu videolivro de cinquenta anos. Que alegria saber que em breve, quando o livro for lançado, ela terá outra memória ainda mais poderosa.

Em 2008, você vai escrever uma lista de sonhos. Um deles vai ser "ver um milagre". Eu me lembro que, quando minha mãe viu essa lista, ela disse imediatamente: "o milagre vai ser a cura da mamãe". A nossa busca por milagres teve voos altíssimos e quedas muito duras. Quando você tem uma doença como a esclerose múltipla, é muito difícil conceber qualquer tipo de milagre que não seja a sua cura. E dá para julgar? Você imagina a emoção de ver a pessoa que mais ama no mundo voltar a andar? Nós sonhamos com isso por muito tempo.

Mas o último aprendizado que eu tenho para compartilhar é exatamente sobre isso: os milagres que nós recebemos são

SEMPRE diferentes dos milagres que pedimos. Hoje eu sei que o nosso milagre é muito maior do que a "cura" que sempre pedimos. O milagre foi o que nos tornamos ao longo desses anos convivendo com a esclerose múltipla. Milagre é a força do meu pai de cuidar da nossa família com tanto amor e paz, mesmo no meio do furacão que a doença trouxe para as nossas vidas. Milagre é meu irmão e melhor amigo, que seguiu constante na fé e nunca desistiu da nossa família. Milagre são meus avós, que nunca esperaram ter sua filha doente, mas SEMPRE veem o lado positivo das coisas. Milagre é a generosidade da minha mãe de contar sua história com todos os detalhes perfeitos e imperfeitos para ajudar as pessoas. Milagres são nossos sonhos realizados com amor e alegria, superando qualquer obstáculo. Este livro é parte do nosso milagre.

E você, criança, que está lendo nossa história, também é milagre! Espero do fundo do meu coração que, lendo este livro, você se sinta menos sozinha e menos culpada. Espero que a nossa história te ajude a ser o seu melhor dentro do possível para a sua família e que ela te inspire para conquistar os seus sonhos!

Com carinho,
Cacá (2023)

ANEXO I

Palestra no Rio de Janeiro em 15 de dezembro de 2017

"Não tenhais medo." Parece que Jesus usou essa expressão 362 vezes na Bíblia! É como se todo dia ele dissesse isso para nós e pudéssemos considerar como um mandamento. Ele também diz "ama teu próximo como a ti mesmo" ou "como eu vos amei", mas vocês acham possível amar alguém quando estamos com medo? Eu compararia com aquela situação quando estamos no avião e a tripulação recomenda, em caso de despressurização, colocar a máscara de oxigênio em si mesmo primeiro antes de ajudar a pessoa ao lado. Assim acontece conosco: primeiro temos que perder o medo para depois amar os nossos irmãos de todo coração como é a vontade de Jesus. Mas como fazer isso?

Assim como Jesus nos fala para não ter medo, Ele também mostra o caminho, entregar nas mãos d'Ele TODAS as nossas angústias, preocupações, ansiedade e problemas. Não é fácil, é um exercício de fé, mas eu posso afirmar que não existe nada mais gratificante!

Certa vez, em São Paulo, na cerimônia de Crisma do meu afilhado querido e sobrinho Gabriel, o Bispo Dom Luís Antônio, na sua pregação, nos ensinou uma lição sobre a Paz de Jesus. Eu sempre pensei que essa Paz que todo domingo desejamos aos nossos irmãos na missa fosse tranquilidade, ausência de problemas ou violência, mas ele mostrou algo totalmente diferente e grandioso: mostrou que a Paz de Jesus é a certeza de que não estamos sozinhos, e de que com a ajuda d'Ele somos fortes para enfrentar qualquer situação, para cair e levantar. Quem tem essa Paz enfrenta os ventos frios, os mares agitados SEM MEDO!

O Papa Francisco diz que "Acreditar não significa estar livre de momentos difíceis, mas ter a força para os enfrentar sabendo que não estamos sozinhos", e quem tem essa Paz entrega seus problemas nas mãos de Jesus na certeza de que ele terá a melhor solução! Ele só nos pede que façamos a nossa parte e que, como diria São Paulo, "combatamos o bom combate". Isso significa estar atento aos sinais, buscar caminhos, lutar e trabalhar com empenho na busca de soluções. Jesus mostrará o caminho!

Muito fácil falar, não? Parece simples, faz sentido, mas e na prática, você sempre agiu assim?

Não... O aprendizado foi muito duro.... Levei mais de quarenta anos para entender e aprender e só aprendi quando conheci a Misericórdia de Jesus, através da imagem de Jesus Misericordioso. Esse exercício da entrega você aprende na dor ou no amor, e nosso objetivo aqui é tentar mostrar para vocês como trilhamos esse caminho do amor.

Vamos para alguns exemplos práticos. Eu gostaria que imaginassem as seguintes situações:

1. Era um final de tarde do dia 2 de junho de 1979, eu era um menino de oito anos e voltava do jogo de futebol no Morumbi. Fui atropelado por um ônibus na frente de casa, meu amigo morreu ali na minha frente, sofri mais de cinco cirurgias, fiquei três meses no hospital e hoje estou aqui. Jesus me pegou no colo, tinha planos mais importantes para aquele menino. Eu era uma criança, nem primeira comunhão eu tinha feito ainda, e na minha condição humana não havia o que fazer: tive que entregar mesmo que de forma inconsciente para que Jesus pudesse cuidar. Hoje entendo que a Misericórdia d'Ele me salvou.

2. Depois de nove meses de espera, chega o grande dia! Tudo pronto para o parto, tudo pronto para a festa! Mas, quando o médico tira o Marcelo da barriga da Chris... silêncio... tensão na sala de cirurgia, e a alegria se transforma como num passe

de mágica em muita preocupação. "Não sabemos ao certo o que aconteceu, o menino corre risco de vida e vamos usar um medicamento de que podemos dar apenas três doses", foi o que me disse o médico. Voltei para o quarto, contei pra Chris, não podia ser diferente... Chorei uma noite toda com medo de perder aquela criança, não sabia o que era a Paz de Jesus e muito menos como entregar na mão d'Ele a vida do meu filho... Isso nem passava pela minha cabeça. Hoje eu olho para trás e vejo que Jesus nunca nos abandonou, pegou o Má no colo e ele hoje está aqui, grande devoto de Santa Teresinha, que foi quem intercedeu por ele. Naquela época EU não fazia nem ideia de tudo isso, na minha condição humana não havia o que fazer: tive que entregar para que Jesus pudesse cuidar. Aprendi na dor a confiar na Misericórdia d'Ele (sempre me lembro daquelas três doses quando diariamente faço meus três pedidos ao rezar o terço da Misericórdia).

3. O ano era 2001, acho que junho, a Cacá já tinha seis anos e o Má, qautro, eu e a Chris, 31. Tínhamos passado as férias em Angra e o joelho esquerdo dela estava falhando, atrapalhando inclusive no caminhar. Voltamos e fomos a um neurologista. "Olha, você tem uma doença desmielinizante, pode ser esclerose múltipla, difícil dar o diagnóstico preciso. Vamos tratar com corticoides e vou dar um conselho para vocês: não pesquisem na internet sobre isso porque podem se assustar sem necessidade." Nem preciso dizer que pesquisei, e bastante. O prognóstico era mesmo terrível: passava por perder a visão, todos os movimentos etc., mas também havia casos em que pouca coisa acontecia. Como já disse, tínhamos eu e a Chris 31 anos, difícil não pensar como seria nossa vida com os dois pequenos em dez ou quinze anos. Eu gostaria que vocês tentassem imaginar, façam esse exercício... Parece que hoje as coisas estão um

pouco diferentes do que o previsto ou esperado... Jesus foi aos poucos mostrando o caminho, ainda não sabíamos entregar incondicionalmente nas mãos d'Ele. Fizemos inúmeros tratamentos, alguns até bem alternativos, quando, a partir de um fato novo, as coisas começaram a mudar.

Em 2012 conhecemos Jesus Misericordioso, imagem revelada a Santa Faustina juntamente com o Terço da Divina Misericórdia, que passamos a rezar TODOS os dias. Foi rezando esse terço que aprendi a entregar. Nos três pedidos eu coloco TODOS os meus problemas e agradecimentos, vou entregando um a um nominalmente. Com o tempo e a repetição, essa entrega foi me trazendo conforto, confiança de que de alguma forma Jesus sempre mostra a solução; basta eu fazer a minha parte (lembrem-se, "combater o bom combate") e seguir rezando.

Estou aqui para dar testemunho das diversas graças que já recebemos desde coisas pequenas, às vezes até sem pedir, mas que, pela forma como acontecem, você percebe que foi mais uma graça concedida. Até mesmo problemas sem solução para minha condição humana, para os quais Jesus mostra um caminho absolutamente inesperado. Recentemente eu precisava trazer trinta e dois caminhões de gesso, 1.500 toneladas, de Trindade, Pernambuco, até nossa fazenda em Mateiros, Tocantins, em no máximo dez dias, pois não teríamos mais tempo para aplicar esse gesso dada a proximidade do plantio da nova safra. Entregamos e batalhamos junto com toda a nossa equipe da fazenda e Jesus e tudo aconteceu dentro do prazo!

Hoje quem dirige nossa vida é Jesus. Tudo o que fazemos é por Ele e para Ele. As soluções e os caminhos que Ele escolhe são muitas vezes inusitados, surpreendentes, mas maravilhosos, e, se nossa vida está nas mãos d'Ele, não precisamos ter medo!

Chris está melhorando com remédios e tratamentos novos. Os meninos crescendo e a vida seguindo!

Jesus, eu confio em Ti!

E, se não temos medo, podemos amar e rezar pelos nossos irmãos de todo o coração, como é a vontade de Jesus!

Rezar pelos outros também é um grande exercício de fé. Assistir à graça de Deus entrar na vida daquele por quem você reza é uma das mais renovadoras experiências, mas isso fica para uma outra conversa!

ANEXO II

Texto escrito pela Carolina, aos doze anos

Meus pais sempre me ensinaram que cada um tem o problema que consegue carregar e, por mais que alguns pareçam impossíveis de resolver, eles sempre vêm para que a gente aprenda, e eu acho que, se as pessoas não pensassem assim na minha casa, as coisas não seriam como elas são agora.

Quando o Má nasceu, ele teve um problema no pulmão e nos primeiros dias da vida dele ninguém sabia o que ia acontecer, minha mãe sempre fala que meu pai nunca chorou tanto quanto naquela época. Outro problema com o qual a gente se deparou foi a doença da mamãe, acho que antes disso a nossa vida parecia um conto de fadas, onde, por mais que algumas coisas dessem errado, quase tudo parecia perfeito. Ela tinha casado com o meu pai, com quem ela teve uma história linda, tinha tido dois filhos de quem ela conseguia cuidar da melhor forma possível, e tinha uma família, o que era seu maior sonho desde sempre.

A doença desestabiliza um pouco isso, porque, além de ela não andar mais tão bem, acho que todos os tratamentos têm alguns efeitos colaterais que fazem com que ela fique às vezes um pouco pra baixo, o que faz eu me sentir impotente por não conseguir fazer nada para ajudar. Meu pai disse uma vez que a nossa família era como um time e que, quando um dos jogadores tinha mais dificuldade, os outros tinham que correr um pouco mais, e é exatamente isso que acontece. Perdendo ou ganhando, o que importa é que a gente nunca vai estar sozinho. Porque família quer dizer nunca esquecer ou abandonar, e a minha é a melhor do mundo.

Dizem que eu sou igualzinha à minha mãe, mas a verdade é que ela e o Mamá sempre foram mais parecidos, acho que por eles serem mais extrovertidos e calorosos. A verdade é que eles demonstram bem a forma que eles se sentem, e, apesar de às vezes ser um pouco difícil conviver com isso, eles têm um coração imenso e sabem ser companheiros para todas as horas e não perdem uma oportunidade de fazer alguém sorrir (esbugalhados).

Nesse ponto eu e meu pai sempre nos identificamos mais. Como nós somos mais reservados, a gente acaba compartilhando as nossas angústias, pensamentos e projetos, e isso fez com que ele se tornasse meu porto seguro, aquele que eu sempre vou consultar, em quem eu sempre vou confiar e que eu sei que sempre vai estar lá para me mostrar as pequenas coisas que constroem uma grande pessoa. Uma grande pessoa como ele. Alguém que dá o seu melhor em tudo o que faz e corre atrás dos seus sonhos, seja reconstruindo um barco para que a gente passe bons momentos juntos ou arrecadando livros para colocar sorrisos nos rostos de crianças que a gente sequer conhece, alguém que não só consegue ser um grande pai, mas que se tornou meu herói e um exemplo que eu quero para toda minha vida.

Dizem que amor de mãe é incondicional, mas acho que tudo que aconteceu com a gente criou uma cumplicidade entre mim e a minha *mãe* que é difícil de se explicar, e, apesar de ela sempre dizer que eu defendo meu pai, não faz ideia do que ela significa para mim. Minha mãe passa uma segurança impressionante para as pessoas. Acho que isso acontece porque ela é uma pessoa muito forte, uma batalhadora, e, por conviver com ela, talvez eu tenha me tornado um pouco assim também. Isso fez com que a gente criasse uma relação em que uma cuida da outra e onde, apesar de tudo, a gente enfrenta os altos e baixos juntas, de uma forma em que nenhuma vá cair e a gente vá construindo, a cada dia, cada um dos nossos valores.

ANEXO III

Poema escrito pelo Marcelo, aos dez anos

Querida mamãe
Não sei como começar
São tantas palavras
Para te representar

A querida
A mais amada
De todas as pessoas
A mais dedicada

A pessoa mais especial
De todas as que eu já conheci
A pessoa que mais me ama
A pessoa que sempre estará aqui

Com esse seu jeito
Feliz e carinhoso
Com o seu beijo
E o abraço mais gostoso

Você
Possui toda essa beleza
E seu abraço apertado
É a minha fortaleza

De todos da família
É a mais forte

Por ser seu filho
Considero-me uma pessoa de sorte

39 anos
Agora faz
Com muita esperança
Sem olhar para trás

Vivendo a vida
Uma vida rara
Do jeito mais alegre
Sempre com um sorriso na cara

ANEXO IV

Oração do Terço da Divina Misericórdia

- » Início — Sinal da Cruz
- » Pai-Nosso
- » Ave-Maria
- » Credo
- » Terço
- » **Nas contas do Pai-Nosso, reza-se:** Eterno Pai, eu Vos ofereço o Corpo e Sangue, a Alma e Divindade de Vosso diletíssimo Filho, nosso Senhor Jesus Cristo, em expiação dos nossos pecados e do mundo inteiro.
- » **Nas contas da Ave-Maria, reza-se:** Pela Sua dolorosa Paixão, tende misericórdia de nós e do mundo inteiro.
- » **Ao fim do terço, reza-se três vezes:** Deus Santo, Deus Forte, Deus Imortal, tende piedade de nós e do mundo inteiro.

Após o terço, reza-se a COROINHA AO SAGRADO CORAÇÃO DE JESUS

I. Ó meu Jesus que dissestes: "Em verdade eu vos digo, pedi e recebereis, procurai e achareis, batei e vos será aberto!", eu bato, procuro e peço a graça...

Pai-Nosso, Ave-Maria, Glória ao Pai.
Sagrado Coração de Jesus, confio e espero em Vós.

II. Ó meu Jesus que dissestes: "Em verdade eu vos digo, tudo o que pedirdes ao Pai em meu nome, Ele vos concederá!", ao Vosso Pai, em Vosso nome, eu peço a graça...

**Pai-Nosso, Ave-Maria, Glória ao Pai.
Sagrado Coração de Jesus, confio e espero em vós.**

III. Ó meu Jesus que dissestes: "Em verdade eu vos digo, passará o Céu e a Terra, mas minhas palavras não passarão!", apoiado na infalibilidade de Vossas palavras, eu peço a graça...

**Pai-Nosso, Ave-Maria, Glória ao Pai.
Sagrado Coração de Jesus, confio e espero em vós.**

IV. Ó Sagrado Coração de Jesus, a quem é impossível não ter compaixão dos infelizes, tende piedade de nós, pobres pecadores, e concedei-nos as graças que Vos pedimos, por meio do Imaculado Coração de Maria, Vossa e nossa terna Mãe.

**São José, Pai putativo do Sagrado Coração de Jesus, rogai por nós.
Salve Rainha.**

Graças obtidas através da Oração do Terço da Divina Misericórdia:

1. A obtenção da misericórdia para si mesmo e para toda a humanidade: Jesus prometeu que, ao rezar o Terço da Divina Misericórdia, Ele derramará Sua misericórdia sobre as almas, especialmente na hora da morte, concedendo-lhes o perdão e a salvação.

2. A proteção contra os ataques do inimigo: Jesus prometeu que aqueles que rezarem o Terço da Divina Misericórdia serão fortalecidos na batalha espiritual e receberão proteção contra as investidas do mal.

3. A conversão dos pecadores obstinados: Jesus prometeu que, se rezado com fé, o Terço da Divina Misericórdia tem o poder de alcançar a conversão daqueles que estão distantes de Deus e que perseveram no pecado.

4. A consolação nas aflições e tristezas: Jesus prometeu que Ele mesmo consolará e dará conforto às almas que recitarem o Terço da Divina Misericórdia em meio às dificuldades, tristezas e angústias da vida.

AGRADECI-
MENTOS

Este livro é a realização de um grande sonho, que só foi possível graças à contribuição e ao amor de pessoas muito especiais!

Agradeço primeiro aos meus pais, Christine e Sylvio, por todo o carinho e dedicação que sempre tiveram comigo e com a minha família. Vocês são um exemplo de força, solidariedade e generosidade. Que bom poder contar com vocês aqui tão pertinho, mais um presente que Jesus me deu! Um agradecimento especial à minha mãe, que está comigo todos os dias, nos altos e baixos, sempre dando tudo de si para que eu fique bem.

Obrigada ao Paulo, meu companheiro da vida, meu tudo. Com ele o juramento feito na Igreja, que diz que a promessa do casamento se mostra na saúde e na doença, provou-se verdadeiro. São trinta anos de casados e seis de namoro! Obrigada aos meus filhos, Carolina e Marcelo, meu grande sonho e maior orgulho! Vocês são um presente que Deus nos deu. Juntos, somos imbatíveis!

Agradeço aos meus queridos avós, Marcel e Elizabeth, Lucia e Rogério, e aos avós do Paulo, Cuíco, Guiomar, Dr. Fernando e Ketty.

Agradeço a toda a família do Paulo: meus sogros, tio Fernando e tia Silvia, meus cunhados, Sérgio, Marcelo e Fernanda, também a Sofia, Flávia e Dado, que se juntaram à família e trouxeram também nossos queridos sobrinhos, Isabella, Vini, Gabriel, Rafa, Dudu, Stella e João Batista.

Agradeço a cada uma das pessoas que fizeram ou fazem parte da minha rede de apoio.

Começando pelas "minhas meninas", que sempre estão ao meu lado, me ajudando e apoiando em todas as minhas necessidades. Vocês são as minhas pernas, os meus braços, as minhas mãos e muito mais! Com seu carinho e dedicação, meus dias se tornam sempre mais alegres. Um agradecimento especial à Ivone, que cuida da nossa casa e de todos nós com tanto carinho, e à Graça, que faz parte da família há tanto tempo.

Agradeço ao time do Jacques Janine Morumbi, em especial ao meu irmão Julio, pelo cuidado e diversão que compartilhamos há tantos anos.

Agradeço a todas as fisioterapeutas que passaram pelo meu caminho, hoje representadas pela Kizzy e pela Jana, por me ajudarem a cuidar do meu corpo e me manterem em movimento. E à minha terapeuta Claudia, por me ajudar a cuidar do meu coração.

Agradeço às minhas amigas da vida Suseti, Cecília, Lais, Chris, Silvia, Pati, Paola, Miriam, Cristina, Denise, Ana Paula, Gaby, à família do nosso grande amigo César e a todas as outras "mil gentes" que conheci ao longo da minha jornada.

Agradeço a todos os médicos que me ajudaram nessa guerra. Sei que Deus enviou cada um de vocês quando mais precisei. Vocês sempre estarão nas minhas orações!

Agradeço a nossa comadre Flávia, a grande apoiadora deste sonho que agora se torna realidade. Obrigada por acreditar que eu seria capaz de contar a minha história.

Agradeço à Adriana por ter nos escutado e ajudado a contar nossa história com tanto carinho e delicadeza. E ao Marcelo, meu filho, e seu amigo, André Bolini, pela cuidadosa revisão deste livro.

Agradeço a todos os padres que fizeram parte da nossa história. Em especial, aos Legionários de Cristo, os Padres Alejandro e José Maria.

Agradeço a todas as pessoas que passaram pela nossa vida e que, seja por laços de sangue ou de amizade, nos tornaram mais fortes.

Acima de tudo, agradeço a Deus, que, com a Sua Misericórdia, iluminou a minha vida, um dia de cada vez.

FONTE Mrs Eaves
PAPEL Polen Natural 80g
e Couché fosco 115g
IMPRESSÃO Paym